萨提亚冥想
Meditations of Virginia Satir

内在和谐、人际和睦与世界和平
Peace Within, Peace Between, Peace Among

[加] 约翰·贝曼 ◎ 主编
钟谷兰 ◎ 译
魏　敏 ◎ 审校

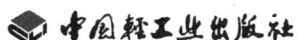
中国轻工业出版社

图书在版编目（CIP）数据

萨提亚冥想：内在和谐、人际和睦与世界和平 / (加) 贝曼 (Banmen, J.) 编著；钟谷兰译. —北京：中国轻工业出版社，2009.1 (2025.12重印)

ISBN 978-7-5019-6735-3

Ⅰ. 萨… Ⅱ. ①贝… ②钟… Ⅲ. 精神疗法 Ⅳ. R749.055

中国版本图书馆CIP数据核字（2008）第181156号

版权声明

Copyright © 2003 by AVANTA The Virginia Satir Network
All rights reserved.

责任编辑：陈 珵　　　　责任终审：杜文勇
策划编辑：徐 玥　　　　责任校对：吴维斌　　　责任监印：刘志颖

出版发行：中国轻工业出版社（北京鲁谷东街5号，邮编：100040）
印　　刷：三河市鑫金马印装有限公司
经　　销：各地新华书店
版　　次：2025年12月第1版第13次印刷
开　　本：850×1092　1/32　印张：6.75
字　　数：62千字
书　　号：ISBN 978-7-5019-6735-3　定价：16.00元
读者热线：010-65181109
发行电话：010-85119832　　010-85119912
网　　址：http://www.chlip.com.cn　　http://www.wqedu.com
电子信箱：1012305542@qq.com
版权所有　侵权必究
如发现图书残缺请拨打读者热线联系调换
252058J6C113ZYW

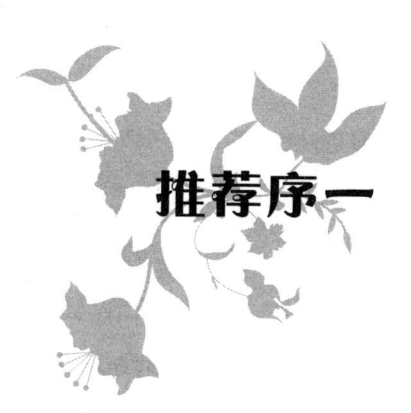

推荐序一

以谦卑之心陪伴生命

在一个春日的早上,游完泳之后,坐在洒满阳光的房间里,打开《萨提亚冥想》,忽然就有许多的感动。

发现萨提亚,学习萨提亚,应用萨提亚,原来已经那么深刻地改变了我!

第一次接触到弗吉尼亚·萨提亚,是在10年前。当时,香港中文大学教授林孟平为了系统地培训内地的心理咨询和心理治疗专业人员,在北京师范大学办了一个硕士班,我有幸成为学员之一。在理论学习中,林老师要求每个同学选择一个心理治疗学派,认真研读相关书籍和文献后,与全班同学分享交流。我选择了家庭治疗,因此读到了林老师从香港带来的《萨提亚的家庭治疗模式》、《家庭如何塑造人》。不知道为什么，我当时就喜欢上了萨提亚。也许，是因为书中萨提亚的照片笑容很温暖？也许，是因为她颇具创造性和艺术性的家庭雕塑让我神往？也许，是她的家庭理论触动了我个人深层的东西？不管怎样，萨提亚出现在我生命演化的路上，似乎就是要给我带来某些启迪和改变。这是一份机缘，也是生命的礼物。

2006年，约翰·贝曼博士来到中国，主持中国大陆第一期萨提亚模式的连续培训。对我这个时间的穷人来说，要坚持参加三次共21天的培训并非易事，但萨提亚模式的魅力使"坚持"变成了一种享受，而后我觉得那是我为自己做出的最好选择之一——学习萨提亚使我能够更加真实和快乐地生活，也更有能力陪伴其他人探索自己的生命。

每天培训开始的时候，贝曼博士常常会带我们做一段冥想。他让我们安适地坐在椅子上，闭上眼睛，通过呼吸和身体，感觉到自己的存在，感觉到自己是独特的、有价值的、可爱的、珍贵的。我们可以从天地宇宙间汲取能量，也总是拥有选择和改变的可能，我们可以允许自己去学习和尝试……

对于我来说，冥想是一段全心和自己在一起的时光，很多细微的感觉会在身体中流淌，灼热与清凉、悲伤与欣喜，脆弱与坚强，激越与宁静，接受与期待，傲然独立又浑然一体，这些两极化的感觉常常会奇妙地同时出现，彼此交融。这时候，我能清晰地感受到自己是一个活生生的、充满无限可能的生命存在。

也许，你会觉得这样的冥想只是一种心理暗示，一种积极的心理暗示。我不否认冥想具有这样的功能，但我更愿意把它看成是一种自我觉察与自我对话。通过这样的对话，我们进入生命的深处。在冥想中，人们不是信息的被动接收者，而是生命的发现者和生活的创造者，我们不仅可以感觉自己、问候自己、陪伴自己，也可以发现自己、改变自己、创造自己。

想想看，我们来到这个世界上以后，甚至在来到这个世界以前，周围可能就有很多的声音对我们说：你是不受欢迎的，你令人讨厌，没人喜欢你，你太让人失望了，你是坏孩子，你比别人差远了，你真笨，你真丑，你真可笑，你真烦人，你懂什么……有时它们低如私语，有时它们震耳欲聋。我们小小的心灵并不理解这是为什么，以为自己真的不好。为了生存和保护自尊，我们不自觉地发展出很多方法，或讨好，或指责，或打岔，或超理智，而把自己真实的感受悄悄藏起来。当我们长大以后，这些方法好像已经穿不下的衣服，还在紧紧地束缚我们，使生命不能伸展，给自己和他人带来痛苦。

萨提亚女士想让人们从"过去"的无形囚室中走出来，"更加充分地成为自己"，"更加充分地展现自己的人性"。作为家庭治疗的先驱者之一，她不仅勇敢，而且充满智慧。她喜欢用更贴近人内在的体验式方法来协助人们重整生命，冥想就是其中之一。

有很多事情在冥想中发生着：首先是"允许"（开放自我）；然后是"觉察"（倾听自己身体和内心感受）；还有"感谢"与"欣赏"（珍惜自己、知道自己是独一无二的）；随之而来的是"发现"（新的可能性）、"掌控"和"负责"（你是你生命的主人）；还有"联结"（与自己的内在资源、与他人和世界）；"宁静"（带来睿智）与"完整"的感觉会紧随其后……

冥想所带来的心理体验是非常丰富的，它不仅仅是让我们从躁动中安静下来，使大脑进入一种开放状态，以便在新的一天中有新的发现和新的学习，它还使我们的意识和潜意识联结起来，使躯体和心理联结起来，使过去、现在和未来联结起来，使个体生命和世界／宇宙联结起来，这一切都使我们更有力量、更有智慧去做出选择和改变，成为"一个美妙的、充分伸展的人类生命"。

很显然，在萨提亚模式中，冥想是促进转变的一种干预手段。这是因为萨提亚学派相信：一旦人体验到了自己最深的存在本质，就有可能做出决定去解决问题，或者走向一致性的成长，就此变化已然发生。

在和贝曼博士学习前，我已经零星收集了几段萨提亚的冥想，并且把它应用在自己的培训和工作坊中。萨提亚的语言很像散文诗，优美、细腻、舒缓、柔和、沉静、温暖、丰沛，富有想象力和韵律感。但最重要的是，这些信息充满爱与智慧的能量。无论你是默默地读它，抑或是轻轻地念出来，你都会觉得：这个女人是多么善用上天赋予她的才能，又多么慷慨地把这才能贡献给了人类！

《萨提亚冥想》的出版，使我们有机会更多地了解萨提亚的智慧。对于我们这些生命的陪伴者来说，每一篇冥想都会帮助我们更深入地去理解人，理解人的需要和渴望，也理解人所拥有的智慧和力量。带着这样的理解，当我们去陪伴生命，协助生命走上成长之路时，我们会更谦卑，也更有信心。通过冥想，我们可以像萨提亚一样去和自己联结，去和其他的生命联结。

对于普通读者来说,每一篇冥想都是一份珍贵的礼物,你可以用它温柔地问候自己、陪伴自己。这些以健康和成长为基调声音很可能你从未听到过,以至于不敢相信,你会自问:我真的是好的吗?我真的是一个独一无二的生命,值得欣赏和深深地自我尊重吗?那么,就请你去用心感受,去听自己的心怎样回答吧!

陆晓娅
2008 年 8 月

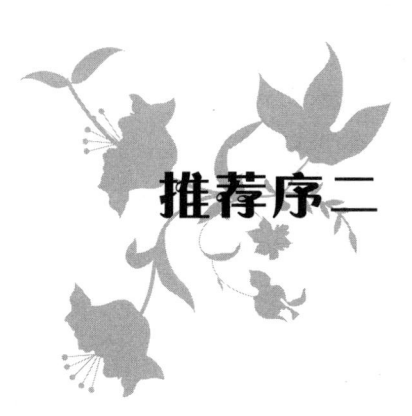

推荐序二

非常高兴看到又有一批萨提亚的书籍被翻译成中文。2004年,内地翻译出版了《新家庭如何塑造人》、《萨提亚治疗模式》和《萨提亚治疗实录》三本经典的萨提亚模式著作。很多朋友读了以后,都感觉受益匪浅。短短几年之内,随着图书的出版和萨提亚课程的推广,特别是约翰·贝曼博士和玛丽亚·葛莫莉博士在中国举办了很多高品质的萨提亚成长课程和专业训练课,参与学习萨提亚心理治疗课程的学院也越来越多了。受过萨提亚模式专业训练的咨询师、治疗师也越来越多了。

这些都极大地推动了萨提亚模式在内地的发展。

我相信这不是偶然的。一方面,人类都是相通的,另一方面我们中国人一直把家庭放在很重要的位置上,我们的文化是非常重视家庭的。所以我一直认为,萨提亚治疗模式和中国文化在一些有关家庭和人的基本理念上有很多相似的地方,因此很容易被中国人接受。

《萨提亚冥想》这本书精心摘录了萨提亚女士生前带领课程时使用的冥想。冥想是萨提亚治疗模式中非常重要的一部分。阅读这些冥想,就好像进入美丽的花园,欣赏到内心深处的美景,与自己内在的力量联结,从而获得一种安宁和平和,获得更多的力量。

这本书可以自己阅读欣赏,也可以在带领团体的时候,引导学员。对于专业人士和非专业人士都会有帮助。

相信这本书的出版,会帮助大家更多地了解萨提亚文化,也会有助于更多的家庭获得快乐和和谐,相信这也会是萨提亚女士本人的愿望。

祝愿更多的中国家庭因此而受益。

蔡敏莉
中国国际萨提亚学院 创院院长

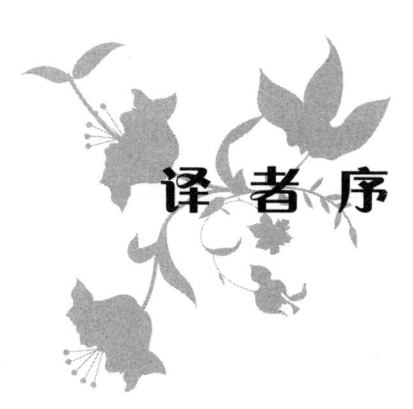

译者序

与自己相遇

与《萨提亚冥想》这本书的缘分,始于该书的编者约翰·贝曼博士2005年9月第一次来北京做萨提亚模式工作坊的时候。当时我在贝曼博士的简介上,看到了这本书的书名,莫名地对它产生了兴趣,虽然那时的我还根本不清楚冥想究竟为何物。因此,在那次工作坊里,贝曼博士表示要送我一本书作为礼物,我情不自禁地表达了对这本书的兴趣和期待,但当时贝曼博士给我的却是另一本萨提亚工作坊的培训手册。

我万万没有想到的是,第二天,贝曼博士就走到我面前递给我一本书,就是这本《萨提亚冥想》。那只不过是我和贝曼博士相见的第三天，他竟对我如此慷慨。当时那份喜悦和感动，我仍铭记于心。而两年后蔡敏莉老师将这本书交予我翻译，亦完全出乎我的意料，并令我深感荣幸。

也正是在那一次工作坊的第一天，回家的路上，我回想着白天发生的事情，觉察到自己有一些小小的不愉快。要是在往常，我早就把它们拂到一边去了。可是那天，我记起了在工作坊里贝曼博士所讲的话："跟你的情绪待一会儿"。因此，我没有跑掉，而是跟我的情绪待了一会儿。忽然之间，体会到原来在那些看起来微小的情绪背后，有着我深深的渴望：我是多么地渴望自己能够被听到、被看到、被肯定、被尊重和珍惜……原来，虽然我曾无数次在心理咨询中对来访的学生讲：要学会肯定你自己。可是在我自己的内心，潜意识深处，我还是一直在等待着、渴望着他人来肯定我、尊重我、欣赏我!

那天我没有直接回家，而是找了一个僻静的角落，哭了整整一个小时。那一天，我做了也许是一生中最为重要的一个决定：从今天起，我要开始学习尊重自己、肯定自己和欣赏自己，而不是等着别人来为我做这些事情。

那一天也是我生命的一个转折点。自此之后，我做了很多大大小小的改变：无论是辞去高校稳定的工作从事自由职业，还是鼓起勇气去面对我二十多年来不能面对的高度近视问题并接受视力矫正手术，或是在非常有压力的情况下坚决说"不"并积极为自己争取……一切都缘于我终于能够尊重自己——尊重自己的需要，尊重自己的感受，尊重自己身为这个世界上独一无二的人的独特体验。当我终于能够聆听自己内在微小的声音，能够与自己联结并欣赏自己的时候，我就能够去找到资源、发挥创意，做很多从前不敢做以及不能做的事情。

这三年里，我的生命能量有了飞跃性的突破，从一个古板僵化、活得痛苦又压抑的人，渐渐蜕变成为一个对生命充满勇气和热忱的人。我结交了很多的好朋友，有了更为丰富多彩的生活。甚至连我的穿着和外貌都发生了改变，以至于一位在2005年初上过我课的学员在两年后见到我时，惊呼："钟老师，你变得我简直都认不出来了！你好像比从前更年轻了！"也有数位朋友，因为看到我身上发生的巨大变化而参加了后来举办的萨提亚模式专业培训，并从中获得很大的个人成长。

因为自己切身的体验，我深深热爱萨提亚和她的理念与方法。在与萨提亚模式相遇之前，我学习心理治疗已经有五年之久。但我一直非常困惑，因为感到许多来访者的问题都在于其自我价值感相当低，可是我所知道的方法又并不见效，不能够有效地帮助他们解决问题。当我从贝曼博士那里听到萨提亚模式的时候，我有一种狂喜，感觉"终于找到了！"心理学一直讲"自我接纳、自我肯定"是心理健康最基本的标准，可是如何能真正做到，却似乎语焉不详。但在萨提亚这里，我终于学到了如何去接纳和欣赏自己，也终于发现，正如萨提亚女士在本书中所言："我们能在多大程度上接纳自己的价值，就能在多大程度上以一种友好的方式对待自己的行为并在需要的时候改变它。我们不是要去攻击自己的行为，而是要去肯定自身的价值。只有这样做，我们才能获得引导和改变自身行为的机会和动力。"

出于对萨提亚模式的热爱，我积极争取到了为贝曼博士在北京和上海举办的专业培训做翻译的机会。萨提亚模式的培训有一个习惯，就是几乎每天的开始和结束，都会有一段冥想。冥想帮助学员们静心并与自己联结。其实学会通过冥想去聆听和观察自己，就是在学习尊重和肯定自己。而萨提亚的冥想，由于出自她对人性充分地尊重与热爱、以及她深刻的智慧和洞察，因此富于打动人心的优美和力量。

无论是翻译萨提亚模式的培训还是翻译这本书，都是美好而享受的过程。时常，当我在忙碌的生活中又忘记了安定自己时，在工作坊中跟随老师的带领进行一段冥想，或是自己做一段这本书的校对，都会让我的心安静，让我再一次感受到自己，感受到生命的美丽。

与萨提亚的相遇，就是与自己的相遇，与你我共有的生命力、生命的本质与核心的相遇。这一相遇是如此的美好，如此点亮我的生命，使我心怀深深的感激，而愿在此，借着这本小书与你分享。愿它带领你踏上与自我相遇的美好旅程，教给你如何去聆听、尊重与欣赏自己，与自己的生命力联结，找到自己的力量和资源，从而拥有更美好的内心世界和人际关系。愿你的生命，在萨提亚冥想的滋润下，如花一般盛放。

钟谷兰
2008年11月于北京

译者简介：

钟谷兰，1997年毕业于北京第二外国语学院英语专业并留校任教。后赴美学习心理咨询，并于2002年获美国明尼苏达大学"心理咨询与学生人事心理学"专业硕士学位。现任"全球职业规划师"（GCDF）认证中国地区首席培训师,"青春热线"督导。从1995年开始担任第4届世界妇女大会、第96届议会联盟大会、第5届世界心理治疗大会、交互作用分析(TA)培训、荣格分析心理学培训、人本与格式塔工作坊、萨提亚模式专业培训、螺旋心理剧培训、"教练的艺术与科学"培训等多项专业培训和大型国际会议的口译,以其扎实的专业功底、娴熟的技巧和"用心"与"有爱"的状态深受外国专家及培训学员的一致赞誉与好评。译著有《把握你的职业生涯发展》《人的行为与组织管理》《萨提亚转化式系统治疗》(合译)等约一百万字的专业教材。

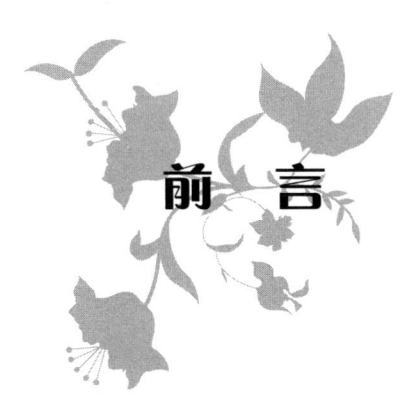

前言

弗吉尼亚·萨提亚通常会以一段冥想来开始她的工作坊,帮助参加工作坊的人放松并保持在自我的中心。她优美而富于启迪性的文字也激发了人们对右脑的使用,而右脑正是创意的来源。1988年3月,萨提亚最后一次来我家拜访时,曾与我们分享关于她自己和她对冥想使用等方面的想法。本文后面那篇短短的介绍就是她对冥想的使用方法及其含义的说明。

出于对我们的挚友萨提亚的热爱和尊敬,也出于我们想要与全世界分享她富于诗意的优美信息的愿望,我们开始着手编辑这本书。一开始,这项工作相当辛苦费力,因为我们希望尽可能广泛地囊括她所做的冥想范例,因此我们检索和分类的材料数量十分庞大。

本书是按萨提亚发展其冥想的次序来组织的。最初，冥想聚焦在呼吸和放松上，然后是关于每个人的独特性、自我价值、以及作为生命力的呈现。随后，重点去到人们的内在资源和能量。接下来是关于看到我们所有的选择、做出选择、以及将心理储藏室分类，这有助于我们接受那些适宜的东西，而将那些不再合适或有益的东西放下。

再下来谈到的是如何迈向个人更大的整合，以及朝向完整性和一致性的成长。在最后一部分，本书的焦点集中在萨提亚所谓的"私人圣殿"、《我之书》、以及自尊的维护上。冥想中的这些发展还包含了生命中灵性的部分，她在晚年对此越来越重视。

在她生命的最后一些年头，萨提亚周游世界进行教学。她越来越多地致力于推进世界和平。她曾说过："我们都需要先有内在的平和，才能有人际的和谐；我们需要先有人与人之间的和谐，才能有世界的大同。"本书中的冥想是如此巧妙地涵盖了这三方面的内容，以至于我们觉得使用"内在和谐、人际和睦与世界和平"这个副标题是再恰当不过了，而这也是萨提亚本人的意思。

在萨提亚于1988年9月10日去世之后，本书的面世又有了新的一层意义：它是我们为缅怀弗吉尼亚·萨提亚纯洁的灵魂所献上的纪念。

约翰·贝曼

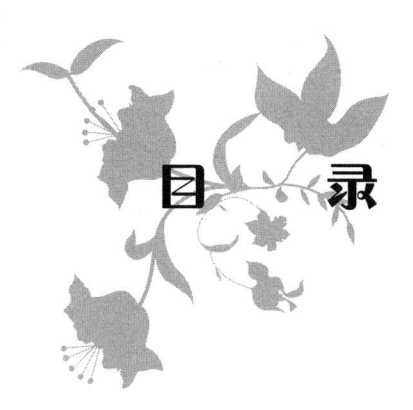

目录

如何使用这本书	1
如何使用冥想	3
与肢体亲密联结	11
思维的力量	13
爱的信息	17
你的人性与神性	21
气定神闲	25
由接纳而改变	29
大脑与身体的关系	31
你的独特与本质	35
你的中立与一致	39
学海无涯	45
你是独一无二的	47

脚踏实地、领悟和联结 49

理智与直觉的源泉 51

宇宙的生命力 55

抉择时刻就是新的起点 59

价值感 61

让音乐感动你 65

生命的开始给你的生活带来欢乐 67

充分整合的表现 71

选择并且意识到我们在选择 75

生命内在过程的组成要素 79

我们是自己的主宰 85

创造一个有价值感的内在过程 87

做适当的选择 93

勇敢尝试新的事物 95

为新的可能性留出空间 97

创造你自己的形象 103

超越混乱达到新的整合 107

允许不可能的事发生 109

配置你的自尊维护装备 113

使用你的侦探帽 119

选择徽章 **121**

回应而不是自动化反应或控制 **123**

将梦想变为现实 **129**

前进 **133**

你的私人圣殿 **135**

统合与完整的过程 **143**

发现自己的道路 **149**

我们的身体会响应我们的思维 **153**

找到内在的平衡 **157**

运用你的自尊维护装备 **163**

在生活的起伏中保持安定 **167**

萨提亚"冥想"中的方法与信息 **171**

后记 **18**

如何使用这本书

我们并不希望你用读小说的方式将这本书一口气从头读到尾。每一段冥想都自成一章，可以单独阅读。每一段都值得细细品味。请允许它所传达的信息以它的力量完全地冲击你，直到内心深处。

这些冥想当中的任何一段都可以在工作坊或会谈的开头或结束时使用。如果时间允许，你可以细细体味每一段冥想，迎接它所带来的信息，思考它的意义，并实践它的教导。

你还可以将这些冥想录下来并配以舒缓的背景音乐。有时间的时候就可以听一听。

这些冥想中有部分的重复。萨提亚觉得这样的重复给人以安慰，让人安定、沉静，是很有益处的。它的效果就类似于小孩子喜欢在每晚睡前听父母反复讲自己喜欢的故事那样。我们努力要达成的目标就是在重复所带来的集中效果与冥想材料的变化性之间达到一种平衡。

如何使用冥想

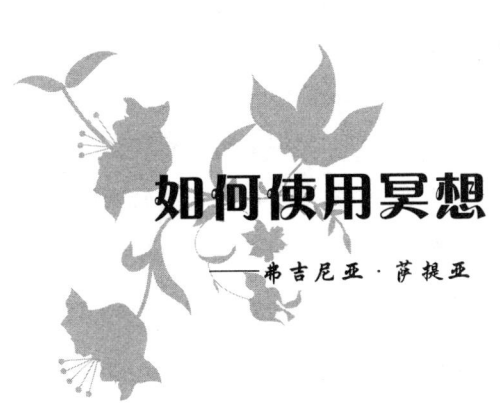

——弗吉尼亚·萨提亚

人们常常问我使用冥想的目的是什么，我得说它有多重目标。我的一切教学内容都可以在冥想中找到基础，反之亦然。这些冥想中的一切都是最基本的东西，并且与我的"成长模式"教学相关。换句话说，对我而言，所有这些冥想都是通过人的右脑来实现成长的，是自我中的成长之锚。

冥想应当是积极的，并通过我们自身直觉、精神的部分进行指引。我构建冥想的方法是：首先找到一条通向直觉的道路，即自我感知的那一部分。然后，再去到自我的生理部分，比如，呼吸。我将呼吸与放松联系在一起，这给人以力量感。人们可以学会有意识地呼吸和放松，并享受一种有力量的新感觉。对我而言，呼吸和放松就等于力量。此外，有意识地呼吸和放松有助于将散乱的部分聚焦到一起，这也会给人以力量感。

带着这样一种力量感，紧接下来就是对于自己的积极想法——爱自己。从呼吸到放松能够提供一种几乎是自发的对自我的积极感受。

冥想是在人的内心世界开展工作，将人们的拥有的一切汇聚到一起——通过感官、对自己的感受、呼吸和放松。将这些散乱的部分汇拢到一起以后，人们就开始能够去启动他们的资源。

我知道，我们进入未知的能力取决于我们所拥有的资源，而并非由于我们确知将会发生什么或得到对于具体结果的切实保证。当人们了解自己的资源时，就能更有希望地去任何地方。这样就可以降低他们对于改变的惧怕。

在我的冥想当中，聚焦到自己的中心是整合之前的准备。我的冥想不像许多人以为的那样仅仅是一段旅程或幻想。我在所有的冥想中，都致力于帮助听众提升更高的自我价值，对于自身力量持有更大的信心，并且加强对正向使用自身资源的落实、锚定和拓展。

除了使用大脑的直觉、呼吸和放松、自我中心化以获取力量之外，我还加上了对个人内在资源的运用。这有助于人们进入崭新的领域。因此，我在冥想中加入了：

- 私人圣殿，那里的一切都完全符合你喜欢的样子
- 自尊维护装备，包括
  - 侦探帽
  - 徽章
  - 金钥匙
  - 愿望杖
  - 智慧盒
- 《我之书》，放在圣殿里

随着所有这些成分的添加，我的冥想就不再只是用于整合，它同时还带领人们去到新的领域、新的境界。

在我的冥想中，另一个方面是"放下"，而不是"除去"那些不再适宜的东西。重构我们不再需要的东西，并用一个祝福让它离开（因为它在过去的确满足了某种目的），这给我们的心理储藏室腾出空间。我发现"放下"是一种与"除掉"截然不同的态度。

我本人对于人们称之为"冥想催眠"的现象一直很感

兴趣。我把冥想看作是一种通向自身直觉的途径，而直觉在我看来是一切的发源地。冥想不是一种智力的过程，尽管在这中间我们会用到思维。我从来不用"催眠"这个词。因为这个词已经被赋予了太多令人恐惧的意味，让人感到失控而不是增强内在的力量。

冥想必须发自爱的状态。它必须来自于关爱，以及对于成长坚定不移的信念。爱和关心也提供了一种安全感。因此，在我引导冥想之前，都会先准备好我自己，让自己处于这样一种爱和关心的状态中。否则的话，冥想就只不过是一些词语、画面和指示的堆砌。因此，它不仅仅在于你说的内容，更在于你引导时所处的状态。我会坐下，放松，允许自己进入到内在的直觉状态，然后才开始去引导冥想。大多数时候，我需要做的就是让自己定心凝神，并与内在的能量资源、我的生命力联结。

我的冥想是指导性的、前瞻的。前进是成长的方向。因此，我使用的言辞、色彩、声音、比喻和过程都是指向前方的。

有时，我跟不熟悉的人在一起，我们之间还没有达到一定的信任度，这时我可能就会说："我想用一段冥想来开始这次工作坊/会谈。"然后，我会向他们做一点说明，告诉他们冥想是一个机会，让你可以开始体验那种完全与自己在一起的奢侈。接着，我可能会问他们："你们当中有多少人曾经有过这样的体验？"我可能会让那些有过体验的人举手。如果没有多少人举手，我就会开点小玩笑说我们中间还有很多人是处女呢，然后邀请他们一起来尝试一下冥想，看看是否适合于他们。

其他的时候，我可能会通过谈论大脑的两半球来介绍冥想：我们的大脑可以分为认知和直觉两部分。我会解释说，智力的外面是一切新事物的发源地，因此我会用冥想来开发那一处资源，那一个地方。

对我来说，冥想的总体目标是帮助人们变成我认为他们可以成为的样子。我的构想是大多数人的发展可能性都被密封或隔离了，因此他们表现出来的行为是破坏性的，往好处说也是平淡乏味的。我想要去触碰生命力所在的那些部分，并把囚禁它的大门轻轻打开。就好像是轻轻触碰一样东西并邀请它一样。我与宇宙的联结是非常重要的，尤其是在冥想当中。而我希望帮助他人与宇宙联结。

人们常常说，我的冥想非常有力量。我想其实是他们感受到了自身的力量和改变。我会立刻将这种觉察从我身上转向他们自身，并肯定他们自己的力量和资源。我从不希望我说的任何话除了引导成长以外，还有其他的目的。

你可以大声朗读这些冥想语，也可以默念给自己听，或者念给别人听。你也可以让别人念给你听，或将它们录下来再回放。有些人喜欢一边听冥想语一边绘画。很多人，包括我自己在内，喜欢给冥想配搭一点的音乐。冥想时放的音乐可以将所有的能量连接起来，因为音乐是一种共鸣。如果使用的音乐有正向的共鸣，那么它能使你变得更加坦诚、更愿意朝着健康和高自尊的方向发展。它是帮助生命找到自己的声音和表达的又一种方式。

开始冥想的时候，我通常会让人们闭上眼睛。他们命令自己的眼睛闭上，于是眼睛就合拢了。他们不必强迫，不必费力，也不必贿赂自己的眼睛，但是这种念头的结果就是他们的眼睛闭上了。在思维和身体反应之间的这种联系是极其重要的。当你面临一件生死攸关的事情，而你却跟随了任何负面的期待的话，就是在朝着死亡前进；而如果你跟随的是正面的期望，那么就是在迈向生命。我想做的就是，帮助人们理解思维和身体反应之间的这种联系，以及它在我们迈向表里一致和高自尊的成长中所具有的诸多可能性。过去两年来，有两个词对我来说非常重要：饥渴和受伤。我可以将人们之间的任何负面行为都理解为出于某种饥渴和伤害。饥渴有不同的：对爱的饥渴，对认可的饥渴，希望被人看到和听到的饥渴，对刺激的饥渴，各种各样的饥渴。我发现"饥渴"这种提法比"需要"更恰当。需要似乎是与生理相联系的，比如对食物、住所、衣服的需要等。在这些不同层面的饥渴背后，是人们对于完整、表里一致和联结的渴望。

第二个词反映了我们成长的最初阶段。如果我们接受的教育是必须压抑自己的天性来达到顺从，我们就都受了伤。要治疗这些伤痛需要自立、保持在自己的中心。有时我感到整个的精神病理分类都是在试图定义人们受伤和饥渴的不同方式。

冥想是一种运用我们的大脑直觉来开启更多的可能性，并允许朝向成长和高自尊的变化发生的方式。

与肢体亲密联结

现在,请闭上你那美丽的双眼,体会这个奇妙的事实:为了闭眼,你需要做的就是保持这样的念头并向你的眼睑发出信息,于是它们就合上了。你能否想象自己与身体的其他部分也可以拥有同样亲密的联结关系?你不仅向它们发送信息,并且也听到了身体各部分向你诉说的话语?此刻,请询问你的眼睑它们对自己所处的位置感觉如何,并聆听它们的回答。

接下来,让自己与呼吸接触,并且关注这个奇迹。你可以毫不费力地吸进空气,而身体各个部分立刻奇妙地运作起来,从吸入的空气中各取所需。对此你什么也不必做,你只要允许气息进入并给予支持就行了,还有当它在体内运行时鼓舞它前进。你的身体无需任何帮助或指导就能够从中汲取成长所需的养分,你所要做的不过是允许空气进入身体。

此刻,带着这份允诺,与你的呼吸接触。当接触到呼吸时,你可以放开自己的感受,看看体内是否有需要关注的紧张之处。如果你发现有任何的紧张,请向它们说声感谢,谢谢它们让你知道了这份紧张。然后放松,让这些张力和能量随着呼出的气息一起排出体外。现在,让自己深深地进入内在,并给自己送上一个欣赏的讯号。

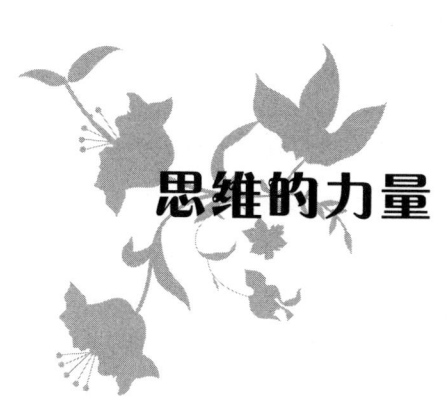

思维的力量

此刻,你已合上了双眼,请体会一下自己的眼睛是如何闭上的。刚才,我的声音给出了一些词汇,而你接受到这些词汇并将它们转换为图像,然后把这个画面发送给了身体,你的眼睛因此而闭上。让我们花一点时间来领会这个小小的动作中所蕴含的重大意义,或许能从中发现它所展示的关于我们自身的一系列可能性:我们能够与自己的肢体亲密接触和联结并做出回应,我们了解那些积极正向的反应是怎么回事,而那些负面反应的背后很有可能也是同样的原理。

现在,请再次与你的身体接触。你是身体的主宰,你发出指令,告诉它该如何待在这把椅子上:如何获取平衡,双脚怎样放在地上，脊柱怎样才会觉得舒适。是你在控制着这一切。

现在，让自己与呼吸接触。对于呼吸，你不必做任何事情，只要允许空气进入就可以了。当空气进入身体以后，就要开始发挥你的作用了。如果身体是放松的，吸入的空气自然就可以去到所有需要它的地方；如果身体是僵硬的，它就会限制吸进来的空气在体内的流通。所以，请引领你自己，让身体放松，要知道放松就是你在休养自己的身体并赋予它力量。放松和呼吸都能增强你的活力。

或许在这个时候，你可以想象自己的呼吸是带着色彩的。在吸气的同时放松身体，观察气息如何沿着你的身体流动，周身的部位随着彩色气流的通过而被点亮，直到身体的每一个角落——脚趾、手指、鼻尖和头顶，也进入所有内脏，并流淌至整个皮肤表面——所有这一切都经由呼吸所提供的氧分而得到滋润。

也许，观察自己呼吸的色彩，或是关注被赋予了色彩的呼吸时，你还可以想出一个比喻来描绘自己的呼吸，使呼吸能够完成它奇妙的工作。也许你想到的是一架小小的飞机，可以把它送往全身各处；或者你可以把它想象成一串美丽的铃铛。不管想到的是什么，只要给你的呼吸、放松和引导一个比喻就行。或许还可以允许自己从今往后都将这个比喻当作自我觉察的一部分，用它来提醒自己力量的来源。力量源自你的呼吸、放松，源自你的身体和思维。

再一次让自己感受呼吸正试图接近某个未放松之处。它可能只是存在着小小的紧张感，而这个地方你以前也注意过——可能是肩上的某块肌肉、膝盖、脚踝、或其他某个常常僵硬的部位。你可以更多地去感受这一处，因为或许它正需要这样的关注。这意味着你把注意力指向内在，与你的脚踝或膝盖交流，并通过呼吸向它传送能量。甚至你可能需要去抚摸那个部位，用手将爱的信息带给它。或许不必等到身体的某个部位提出要求才给它关注。你可以主动给予它。每天拥抱自己几分钟，拍拍自己，搂搂自己，给自己爱。

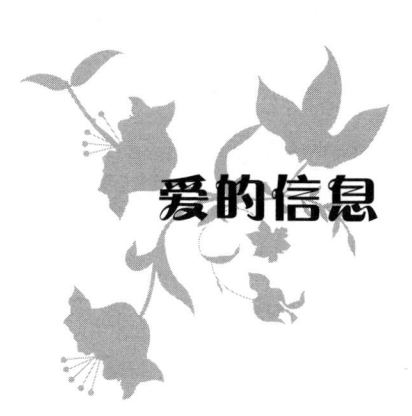

爱的信息

请合上你那美丽的双眼并触碰自己的呼吸。也许,你比以往任何一个清晨都更加清楚地意识到呼吸是你与生命力的连接。因此,请允许自己,放松身体,开放地去接受,让气息能够到达全身各处。仿佛你的身体是一个容器,对每一寸气息都愿意接纳。

身体是否放松由你掌控,而且它取决于你的觉察——你是否允许自己的身体放松,如何引导自己的身体放松。这样做的时候,请把这个过程与肢体放松的生理感受联结在一起。同时感受你的紧张,这通常很容易做到。当你觉察到自己的紧张之处时,请给它一个祝福,因为它正在对你诉说,告诉你它存在于何处,并给你机会去允许它放松。

在聆听紧张信号的同时,也去感受这份紧张并允许它放松。当它随着呼出的气息排出体外时,你也创造了一个新的空间来容纳吸入的气息。

当你吸入空气时,还可以开始感受到它顺流而下直达腹部并温柔地充盈全身。你不必强迫或催促它,只要允许自己的身体接纳并允许气息进入就可以了。放松和呼吸都能增添你的力量,这是一种保持安定集中状态所特有的力量。

在这一切之上再增加有意识的觉察以及"我爱自己"的信息,于是,这一信息就可以成为滋养你自己的方式,并且再一次添加你的智慧和力量。

因此,让我们来倾听你的内在,你给予自己的爱的信息——关于珍惜、关怀自己和与自己联结的信息。要知道,人的身体是很愿意听到这些爱与联结的消息的。

对许多人来说,在成长的过程中,身体不过是一个需要保持整洁的东西。现在你有机会去真正了解这一个美丽的资源——你的身体。从身体而来的信息是发送给你的;你是它的主宰者。你的身体会不惜一切代价听从你的指令,甚至于帮你生病。当然,很少有人会有意识地给予自己身体这样的指令,但如果我们不与自己的呼吸接触,不爱自己，那就很容易会生病。

现在进入到你的内在，再看看是否还有什么紧张之处。如果你发现有紧绷着的地方，就向它微笑。这是爱自己的又一部分内容——与正在发生的一切保持联系。或许现在你能够理解为什么爱自己能增加你对自己的滋养，而这又进一步增添了你的力量。当你有力量的时候，就能孕育出智慧、健康和安宁。

或许此时，我们可以再一次地体会到自己的灵魂是纯洁的。我们的本质是纯洁的，并且总是乐于向我们展现它的纯洁，只要我们做好了准备去倾听它。尽管过去我们听到过各种各样与之相反的信息，但在此时此刻，我们也许可以把所有那些负面的信息当作对自身行为的评价，而不是对自身价值的评判。

你的人性与神性

请闭上眼睛，给自己时间进入冥想——也许不过是30秒的时间，但要让它成为你日常生活的一部分，并且意识到：这样做的时候，你也在发展和增加自己的力量。要记得：当你放松并掌控身体时，你的身体才会开放地迎接你毫不费力就能吸入的气息。吸气是一件不必费劲的事。允许身体放松并在身体中营造出开放接纳的环境，才有可能使呼吸完成它的工作。让我们牢记这一点：身体只有在放松时才运作得最好。这时，不仅身体能最有效地发挥功能，我们也更有力量。

现在检查一下。查看全身各处，有没有什么地方仍然感到紧张。从今以后，或许你都可以把紧张的信号当作是身体向你发出的爱的信息，它实际上是在说："你把我绷得太紧了。"我相信你并不想让自己的身体受苦。你可以更进一步地认识到：来自身体任何部分的紧张感都是一个信息，或者说是身体发出的求助信号。那么，首先要做的是承认它，不管它是来自脚趾还是膝盖、脖子或其他任何地方。请带着感恩之心来看待这一切：你可以聆听自己的身体，而身体也可以向你通报情况。

或许，你可以允许自己在一天当中更多次地去和身体接触，注意让它放松，并再次向自己重申：放松和呼吸能够增添你的力量。这样，当你真的想要从事某种极富挑战的活动的时候，可以通过放松身体、与呼吸接触来做好准备。你的意志力在身体放松并与呼吸接触的状态下也更有可能发挥作用。

在这个清晨，请赋予呼吸一点色彩。当你给身体一个放松的指令并体会这样做的感觉时，也请留意你的呼吸，看它带着你所赋予的色彩滋润你的全身。也许，在这个清晨，你还可以给呼吸再加上一个小铃铛。这样，当气息在周身运行时，即使看不见它，但你至少可以听得到它的声音——一个小小的铃铛，一路随着你呼吸的色彩叮当作响。也许，在这个清晨，还会有一些画面出现。你可以坐在小船或小飞机里畅游自己的身体，一路听着铃声的欢唱，看着色彩的流动。你能做到。

现在，深深地进入你的内在，并给自己一个欣赏的讯号，你所欣赏的是自己的生命力。这生命力是纯洁无瑕的，它映射出你神性的光辉，也体现着你美好的人性。

生命乃是上天所赐，并且正因为如此才有了我们称之为"身体"的这座奇妙殿堂的存在。生命力创造了生命，而呼吸则是我们存活的表现。我们也是自己的创造者之一。起初，我们被赋予了生命；接下来，随着对自己的养育，我们就共同创造了所发生的一切。这意味着我们拥有弥足珍贵的机会来为自己负责，也就是说我们可以引导自己。既然使用自己的权力全都掌握在自己手中，我们就不必惧怕来自外界的停滞，因为是我们在掌管自己。我们掌握着身体的放松，掌握着所有的思绪，也掌管着我们所体验到并据之采取行动的各种情感。所有这一切都存在于我们的内里。

那么，此时此刻，你能否再给自己一个爱与珍惜的讯息呢？你是自己的主宰者，一天天地学会倾听自己，这样你才能以一种展现自己人性的方式在这个世界上生活。到此刻你一定也已经意识到：其实人性与神性是携手同行的。

或许此时我们还可以在价值与行为之间做一个区别。我们能在多大程度上接纳自己的价值，就能在多大程度上以一种友好的方式去对待自己的行为，并且在需要的时候改变它。我们不是要去抨击自己的行为，而是要去支持自身的价值。只有这样做，我们才能获得引导和改变自身行为的机会与动力。

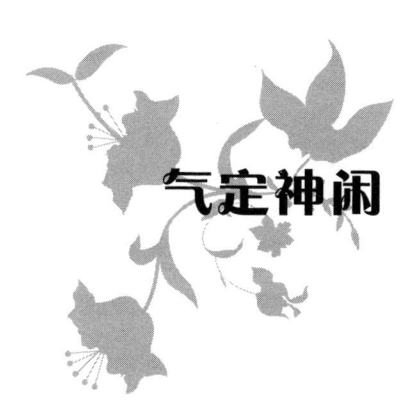

气定神闲

就我们对这个世界所知的一切而言,我们对于人类本质的了解仍然非常有限。在我们之前发生过这么多的事情,在我们之后还将有那么多的事要发生,而此时此刻正在上演的剧目亦是纷繁复杂。

现在,请你与自己的呼吸碰触,并再一次地注意到:当你呼吸时,你就使自己的身体变得开放、接纳。你对体内的任何紧张之处都可以掌控。你有责任让它们放松,因为是你制造了这些紧张。你也有责任要爱它们。所以,在吸入空气的这一刻,能否也让你的身体对吸入的气息变得开放、接纳,知道这气息将把奇妙的养分带给它?当你放松自己时,你的身体就想要得到更多的空气。呼吸加上放松就等于力量和活力，就是保持气定神闲的力量，与欣赏和享受这种状态的活力。

此刻你能否回忆起某个时候，也许就在昨天，你曾经感到紧张、有压力，而这种感觉也许是源自他人或自己对你流露出的不满或失望。或许，你还能回忆起当时那份压抑的感觉。这样回想时，要意识到你可以对着这份紧张呼吸，让自己定心凝神，并给予自己欣赏的讯息，然后看着它慢慢消散不见。我希望你已经多次体验到这个过程。我还希望你将会更多次地体会到：当有紧张感存在的时候，你能够察觉它，承认它，欣赏它带给你的信息，然后放松它。

现在，去到你的内心深处，给自己一个欣赏的讯息。或许随着一个又一个清晨的流逝，你越来越能够意识到：伴随着对自己的欣赏和珍惜，你的人际关系和你想做的事情都变得容易了。在这个世界上，有许多事情都需要我们气定神闲的睿智，以及基于对自己和这个世界的欣赏而来的洞见——这使得我们能够做出有效的决定，改变自己内部和外部世界的不足之处。我们需要强有力、敏锐而气定神闲的人。

独一无二的人

我相信自己是一个独一无二的人,
与其他人
有相似也有不同。
没有一个人完全像我。
所有那些我给予他人的
礼貌、爱和能量
也都给予自己。
因为我是一个独一无二的人,
值得欣赏和深深地自我尊重。

——弗吉尼亚·萨提亚

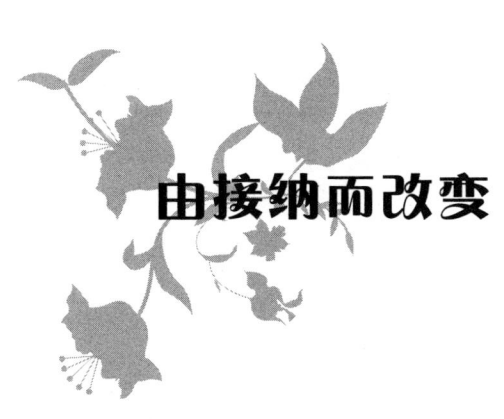

由接纳而改变

闭着眼,非常轻柔地挪动你部分的身体。只要轻轻地动一下就可以了。

再一次感受自己的身体,体会它是否舒适——脖子,背,等等。轻轻地挪动它。把一边肩膀抬起来一点,让脚趾在鞋里动弹动弹,或者是其他任何的小动作。然后,看看接下来会发生什么。现在,非常温柔地轻轻移动身体,调整到你希望的位置,并给自己一个欣赏和感激的讯号。看看这样会在你体内引起什么样的感受:"我爱自己,我珍惜自己。"你在此谈论的是你的本质。要认识到:当给予自己更多的爱时,你就能拥有更大的力量和勇气去处理那些想要改变的行为,并开始清除那些关于被拒绝和排斥的旧信息。请牢记这一点。

再一次与你的呼吸接触，意识到今天又是新的一天了。它建立在昨日的基础上，但它将会与昨日有所不同。那些始于昨日待到今朝才能开花结果的事情，可以利用这一天来获得发展。这一天也可以是我们引入新事物的时机，因为生活总是孕育着成长的可能性——永远如此——尽管有时候这种成长是以不同的速率、在不同的层面上发生的。因此，愿意的时候，请睁开你那美丽的双眼，向四周看看，察觉到自己、环境和他人。

大脑与身体的关系

闭上双眼,然后回想一下这个过程:你的头脑中产生了一个想法,它指向你身体的某处,并让你的眼睑闭合——它就这样发生了。想一想这二者之间的区别:向身体的某个部位发出指令的大脑,和给自己发送"写一封信"这样的信息的大脑。你大脑接受了这个信息,就将它转化为实际的结果;不接受这个信息,就不会将它转化为实际行动。因此,在这一刻,请与那神奇的大脑相连接,要知道它虽然有极强的适应能力,但它也有局限。那就是当你没有真正跟自己接触的时候,大脑会依据你的自我价值感而自行排斥或接受一个信息。

在这个清晨,因为我们处在关爱的环境里,也因为我传达的信息是以健康和成长为基调的，所以我让你闭上双眼的指令被你的大脑所接受。如果感觉不够安全，那你可能就不会闭上眼睛。此时你的大脑与双眼之间的关系并没有什么不同，只是大脑不会允许你接受这些建议。假如你感到受威胁，可能也会做出闭眼的动作，因为你具有这样做的能力。但这样做的时候，你却会感到很困难。所有这一切都显示出我们的头脑与身体以及生理、情感和智力之间精妙复杂的关系。

你的大脑就像是一个守门员，驻守着你所有的结论、对以往经历的解释、发表言论的自由或禁令——它们都储存在那里。

现在请让自己与放松的整个身体相连接。这时你的大脑又在其中扮演着重要的角色。请运用你所有的关于放松的知识。然后进到你的内在，在全身上下进行一次考察。寻找那些小小的紧张之处。如果找到它们，就冲它们微笑，感谢它们让你知道，并让它们放松下来。可以在头脑中想象身体放松的画面，这个画面可以成为现实，可以让你的身体真的放松下来。用空气和松弛感充满你自己，给空气创造出空间好让它能够开展工作。再给自己一些鼓励和肯定，说："我爱自己，我珍惜自己。"

或许我们还可以加上这样一句:"我爱自己并且珍惜自己,是因为我是生命力的体现。我的本质是纯净的,我所受的教育也许不够完善甚至有谬误之处,但我的本质,我的生命力,是纯洁的。我永远无需为我存在的基础担忧。我的根基是纯粹的,并且与这世上每一个人的根基相同。"

我们来到这个世界上,是源于那同一个根基。但我们当中的许多人否认本质的美好、聪慧、乐观和善良。现在我们可以重新收回这一切。我们可以了解关乎自身的真相。那真相就是:我们是完美的存在,有能力不断地学习和了解。我们不见得总是要舍弃一些东西才能吸收新的东西。我们可以通过添加来学习,在已有的基础上补充。一旦掌握了这个诀窍,我们余生都可以不断地充实。添加新的东西并使用它们,把现有的东西搁置于幕后——由于缺乏应用,它慢慢地就会萎缩。我们可以顺其自然,而只集中注意力于适合我们的东西。

你的独特与本质

现在,请再一次触碰你的呼吸。只关注它,不要强迫,也不要憋气,你可以做的也许就是给身体更多放松的信息。再花一点时间在体内四处检查一下,看看是否还有某个地方紧绷着。如果找到这样的地方,请向它们微笑,因为它们是在告诉你它们需要你。将它们放松,并让那份张力随着下一次呼出的气息消失。

现在,更深地进入内在,给自己一个欣赏的讯息——给你自己,你是生命力的体现,独一无二——在这个世上没有一个人与你完全相同。每个人与你都既有许多相同之处又有许多的差别。包括你的家庭成员在内——无论是你从小长大的那个家庭,还是你现在生活在其中的这个家庭。

在这个世界上的任何地方都找不到和你一样的人。

因此，在这一刻，当你给自己一个欣赏的讯息时，请注意到自己是独一无二的。不能拿你和其他任何人相比较，除非你活在幻觉中。你也不可能与他人形成真正意义上的竞争，除非你误解了生活。你是独一无二的。作为一个独一无二的人，你理应受到最深的尊重，在一切场合肯定和珍惜自己，因为你是生命力的体现。

也许此刻，我们可以开始有所区辨，将体现生命力的你——本质上完美而纯净——与你不见得总是纯洁的行为区分开来。你的力量来自于认识到自己精神上的纯洁，这将有助于你与自己的其他部分协同合作，而这些部分也许想要改变或增加些什么。这就是我们力量的来源，它源于我们与自己本质的联结。这样的联结从根本上而言是精神上的。

与自己和他人联结

请允许你

与自己的所有部分

亲密地联结。

你有选择的自由,

并能自由而有创意地

使用这些选择。

不论过去发生了什么,

我们已尽力而为,

因为它代表了我们所知的一切。

它代表了我们意识到的最好的东西。

当我们前行并且学到更多,

更有觉察,

我们也会

与自己有更好的联结。

而当我们与自己联结,

我们才能与他人联结。

——弗吉尼亚·萨提亚

你的中立与一致

要增加我们的觉察,那就更深地进入内在并给自己一个欣赏的讯息吧——因为我们是精神的体现。也许,当我们如此紧密地与我们的精神相联结并接纳它时,就可以开始觉察到行为、沟通中那些不能够完全反映我们美好本性的地方。

在这个世上,我们已经花了太多的时间去学习指责、讨好、超理智和打岔。我们曾经一度以为,它们是唯一的生存方式。也许当你开始与自己接触,就可以充分地意识到在什么时候你可能正在使用这些沟通姿态。因为,在心灵深处,你是知道这些的沟通方式或多或少都具有一些破坏性的。至少它们阻碍了你完全地成为你自己。人类在调整适应这方面的能力是令人惊异的。因此我们中的许多人都学会了在某种程度上对自己具有破坏性的生活方式，而我们还说："这就是生活。"我们适应了，习惯了。

或许你还意识到过去所学到的东西有助于你做到表里一致。表里一致并不是去讨好他人的另一种方式，而是一种让你的身体、灵魂、精神、思维和情感和谐共处的方式。

体会一下，在这个清晨，你给自己一个欣赏的讯息时感觉如何。你早先听到的那些声音——那些提醒你在多少个方面都不合格的声音——变得更遥远了，因为现在你知道：当你开始能够爱自己并珍惜自己时，你也将能够爱别人并珍惜别人。

也许我们面临的最严峻考验之一就是当我们面对指责、讨好、超理智和打岔的人时做何反应。我们现在能以一种表里一致的方式做出回应了吗？我们不知道如何做到这一点吗？如果我们确知什么是表里一致，那么当我们需要它的时候它是不是就会来？在没有压力的时候要做到我们想做的并不难。但是当压力来临时，我们所面临的挑战就是检验自己的中立与表里一致。

我不知道现在你是否能够想象在心里拥抱自己，拥抱你内心那珍贵的灵魂。当你的灵魂需要你帮助时，请允许自己觉察到这一点。"请不要将我绷得这么紧。请不要再让我超负荷工作。请不要要求我与你一起去做那些具有破坏性的事，因为我不想那样做。请对我敞开心扉，我在这里等着你。"而且很美妙的是，整个对话不需要涉及任何其他人。

有时我们表现得仿佛内在并没有这样的对话，仿佛它是我们和其他人之间的事情。我们把这称之为投射。这是我们大多数人在孩提时代不得不去学着做的一件事，因为如果我们只有自己，就会孤立无援，而如果我们可以把它投射到其他人身上，我们就可以感觉到一点力量。但这种做法事实上并不恰当。

现在，当你更深地进入自己的内在、给自己欣赏的讯息的同时，有没有看到自己被光环笼罩着？光环会出现是因为所有的电路都被接通了，这样的光辉带着色彩与温暖并且能够帮助其他人也见到光明。现在想象被光环环绕的你是温暖、明亮、多姿多彩，并且你的内在是和谐的。身体的各种节奏在一致地运作。你是一个引人入胜的奇妙景观。你能看到这一点吗？你能看到自己的面部肌肉是多么放松，身体是何等健康吗？下一次照镜子的时候，想象你的内在正以一种好的方式在流动。而你显现于外美好温暖的光彩正反映出你内在的安宁与和谐。

或许此时，你还可以告诉自己：没有任何外界的负面事件值得你以负面的方式去回应——没有任何事。因此，或许在此时，你的自我关怀蕴含在表里一致的能力中。它将破坏降低到了最小程度——实际上它没有任何的破坏性，但它可能会带来痛苦——承认事实的痛苦。

现在我想要你再次意识到你是何等的奇妙：你的身体，你的头脑，你的情感。体会你的奇妙，以及身体的各个部位（比如，你的免疫系统，你的内分泌系统和神经系统）是怎样以各种方式彼此连接并相互传递信息的。各种信息在不知不觉的情形下传递着。我们是名副其实的混合体，交互作用的混合体，不断有信息在我们身体内部和我们与他人之间传递。因此当你对自身的美好、庄严和复杂有了更进一步的认识时，也可以开始意识到许多人轻率地对自己所设的限制。

你在自己内在找到的任何东西都是早已在那里的。因此，允许自己在各种的场合和学习过程中去挖掘这些金子的激动、兴趣和热情，也都存在于你的内在。现在提醒自己：你是这个宇宙里的一个人，因此你能够扎根下去从而接触到来自地心的能量，也能够凭直觉接触到来自天上的能量，能与他人联结。

现在，让你与自己的思维和情感联结，就是我引导你从各个角度观察自己时，所升腾起来的那些思绪和情感。如果其中有一两处是你特别想要做些什么或进一步了解的，那就让自己意识到这一点。也许冥想结束时你可以把它们写下来。现在，再一次与呼吸接触，并带上给自己的爱的讯息。然后看看你是否愿意将能量发送给外界那些需要的人——无所保留地。愿意的时候，睁开你那美丽的眼睛，请特别留意从一个地方去到另一处、从闭着眼到睁开眼睛那种动态的感觉。如果你里面有什么样的声音或动作想要出来，就让它们自然地发生。

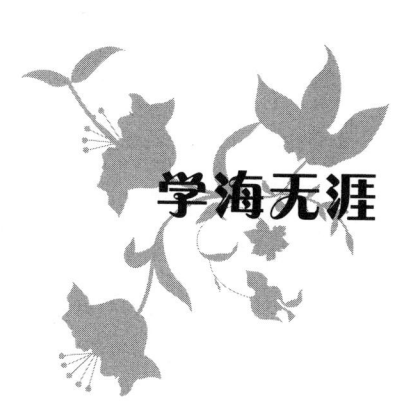

学海无涯

此时，也许你开始意识到学习的潜力是无穷的。它不因年龄、性别、肤色或教育背景而停止。它是你传承下来的一部分。学习的能力是无限的。可能会阻止它的是自卑感，而这仅仅是一个想法，不是固定不变的现实。现在让自己与呼吸接触，看看当我每一次询问的时候，你是否能够与呼吸接触得更多一点——更能意识到气息在体内的流动，同时允许自己放松身体去接纳它。

现在请进入到以你的名字命名的那片资源储藏地——储藏着你看、听、触摸、品尝、嗅闻的能力；感受和思考的能力；移动、说话、以及最重要的选择能力。请意识到这些是你珍贵而奇妙的资源，它们能带领你去任何地方——去任何你想去的未知处。你已经装备好去这些地方，是因为你有这些资源。

现在请注意，清理房间是需要按部就班来进行的。昨天奏效的方式有可能已不适合于今天。也许，过一段时间以后你可以放手让它离开，并创造一些此时你更需要的新东西。随着你在这个世上的生活变迁，需求和欲望也会随之改变。因此，如果要跟上自己最新的需求，就要看看自己拥有什么。使用那些合宜的，让那些不再合适的带着你的祝福离开。允许自己增添一些需要而尚未拥有的东西。而且既然你有着无限创造的可能性，就总能够找到你所需要的。

你是独一无二的

或许,今天,当你考虑给自己一个欣赏的讯息时,会感到以欣赏的方式看待自己已经变得越来越自然。你可以欣赏自己而不必涉及任何其他人——知道自己是一个独一无二的人,虽然与其他人有着共同之处,但是你所有一切的组合与这世上其他任何人都不同:不同于你的母亲、父亲、姊妹或朋友。

你是独特的。当你更加倾向于接纳自己的独特性、欣赏自己、感到这样做是一件很自然、很正常的事时,看看你的身体会发生一些什么。是否有一个笑容在心里?是否想要微笑或放松?留意一下。

大多数人对于欣赏自己这个想法都很陌生。去到内心深处保存你的宝藏并以你的名字命名的那个地方。当你很顺利地去到那里时,留意你的资源——你作为人的资源。

关于你和你的身体

身体是你居住的圣殿,
在你和你的身体之间
建立联结。

——弗吉尼亚·萨提亚

脚踏实地、领悟和联结

现在去到你内心深处以你的名字命名的那一处宝藏储存地。到达那个特殊的地方后,看看那里所有的资源——看、听、触摸、品尝、嗅闻、感受、思考、行动、说话的能力,以及最重要的选择能力——从你现在所拥有的一切中挑选出此刻最适合于你的。同时允许其余的一切就留在那儿,安然地,无需使用。

再一次与你的呼吸接触。让自己与注意力一同去到地球的中心。在那里,能量在不断地流动并从你的脚掌、脚踝、腿上升到躯干,带入大地的能量——你与现实世界、与周遭的人和事连接的能力——脚踏实地的能量。

再允许自己升到天空。领悟、想象和直觉的感受开始流动，并与脚踏实地的能量合二为一，形成一种新的能量——与同胞伙伴接触所产生的能量和沟通的能力——它从你的手臂和指尖传出去流动到周围其他人身上，在他人那里施予和接受。

我们的价值感，我们在这个星球上的存在取决于我们脚踏实地、领悟与联结的能力。

理智与直觉的源泉

再一次提醒自己，我们所拥有的资源：看、听、触摸、品尝、嗅闻、感受、思考、行动、说话和选择的能力。这些是伴随你面对未知的伙伴。或许此刻，我们还可以提醒自己：当我们在这个世界上行动往来，看到一些过去让我们感到无助的事物，并要再次对它做出回应时，我们不必再回到那种无助的状态。因为我们并非无助。

因此，在此刻，我们可以给予自己行动力和洞察力，去了解这一事实：过去已经过去，而现在任何触发过去回忆的事物都不可能真的重新来过，除非我们执着于自己的无助而在此时重新创造了它。我们已经长大，不再是孩子。只要我们做出选择，就能够从自己的真心出发去看、听、触摸、品尝、嗅闻、感受、思考、行动、和说话，而不是遵从别人的指示。我们可以达到这样一种状态：不再介意外界有些什么样诱导的因素，即使它可能会令我们感到痛苦，也不能让我们失去安宁。

我们是地心能量的接收者，它赋予我们认知的能力，使我们能够机智地交谈，可以领会概念。我们也接收来自上天的能量，它给了我们想象力、直觉和灵感，并且真正赋予我们进入新领域的基础——通过感官、直觉和尝试。这种能量与认知的能量一起，共同架设一座通向两大资源宝库的桥梁，这两个宝库都可以为我们所用，那就是智慧和直觉的资源。而这两种资源交融汇合，又形成第三种力量，这种力量使得我们能够由内及外，可以与那些做好准备接受的人联结。

过去，我们生活在严苛的规矩下：男人的规矩就是不要软弱、敏感，而女人的教条则是不要有逻辑和思考的能力。现在，我们已经了解到这两个部分是每个人都有的。思考与感受，阴和阳，软弱与坚强，皆属于两性。如果允许自己这两方面都能发展和成长，我们就成为完整的人。如此一来，我们也为自己与他人建立和谐一致的关系打下了坚实的基础。我们不再要求他人成为我们软弱或坚强的部分，也不再允许他人如此地利用我们。

使用你的资源

回到你原来的位置

吸取失败的教训。

向前走

是一段未知的旅程。

当你走向未知时,

若能倚靠自己的资源,

你就会稳步向前

——弗吉尼亚·萨提亚

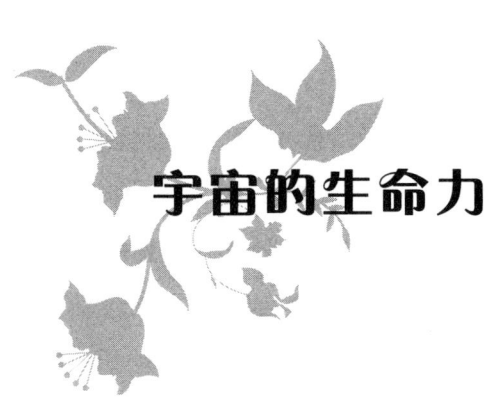

宇宙的生命力

当我们给予自己爱的力量时,就是在感受和联结我们深层的生命力。与自己的生命力联结在一起后,我们不必再害羞,不必再担心自己自私,因为我们所做的不过是承认并展现我们与整个宇宙生命力之间的关系。我们每一个人都与另一个人有着本质的联结。当我们能够感受到自身的价值时,就可以公开地对自己说:"我珍惜自己,我爱自己。"而这样做最好的结果之一就是,我不必再要求你按照我的指令行事,因为我爱自己,我也爱你。

就在此刻,请尽你所能地去体会当你说"我爱自己、我珍惜自己"时的感受。对于很多人来说,过去我们常说的都是:"只有做对的时候,你才会被重视。"但现在我们知道：如果我们重视自己，就可以与内在的神奇能量结成团队，创造出这个世界上我们想要的任何东西——一切。

接下来，可以回想一下我们随身携带的资源。这些资源使我们在进入未知的领域时有备无患：我们看、听、触摸、嗅闻和品尝的能力，感受和思考的能力，行动和说话的能力，以及最重要的选择能力。从我们此时所拥有的一切中挑选出适合于我们的东西——我们拥有良多。放下那些已经不再适合的，给它祝福，因为曾经一度它确实是合宜的。然后，留意一下我们需要但尚未拥有的，并给自己力量、勇气和创意去发展它。这是一个可以享用一生的过程。正是在这个过程中，蕴藏着生命力和成长的奥秘。

还要记得：作为这个宇宙中存在的生命，我们能与来自地心的能量连接，它带给我们脚踏实地的理智；同时我们也能与来自上天的能量相通，它带给我们敏锐的直觉。这些都是我们随时可用的能量。实际上，我们都是它们的一部分。我们的任务就是要去了解和接触它们。当我们这样做的时候，就创造出第三种能量，它使我们能够与外界做好准备的人相会。不是与那些我们想象中做好准备的人，而只是那些实际上做好准备的人。

爱你内在的精神

爱你美好的本质,

它居住在我们称之为身体的圣殿中。

我们是生命力的体现,

内在的精神是我们收到的

美妙礼物。

——弗吉尼亚·萨提亚

抉择时刻就是新的起点

轻轻地闭上眼睛，与你的呼吸接触，请放松自己。也许，当你意识到身体放松时就是在为自己创造更大的力量，你将能够更完全地放松自己。给自己一个欣赏的讯息，认识到你欣赏的是生命的本质。当你这样欣赏自己时，也就给了自己支持和力量，去改变身上那些你想要改变的部分。

现在去到你的内心深处，去到你的资源所在。就是你看、听、触摸、品尝、嗅闻、感觉、思考、行动、说话、以及最重要的选择能力，这些资源能让你无往不利。要知道资源可以不断被提升。你能够看得更加清晰、深远和全面。听懂弦外之音。以各个不同的角度去体会感受。思考得更广阔、深邃、睿智。以多种新的方式行动——在行动中使用自己的身体、意识和技能,觉察到行动和呼吸都是我们的重要部分。还有说话——说出难言之隐,说出迄今尚未为人所知的事情,用富于色彩、韵律、激情和例证的言辞来说话。以及选择——认识到抉择的时刻就是一个新的起点。

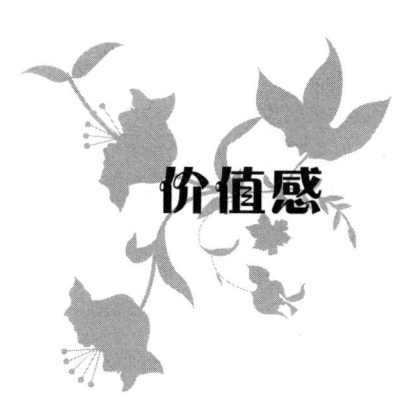

价值感

在这个清晨,开始冥想的时候,我想要你察觉到:你的本质、你的精神、你对自我的感受,以及你对自己的珍视——这一切才是你的安全感所在,同时也是你成长和与人联结的源泉。珍视自己是使你成为一个完整个体的基础。其余的一切事情都只是你的独特主题的变奏。年龄大小、肤色如何、过去做过什么、对将来有什么希望——这些都只是主题的变奏。你和我的根基就是我们对于自身的价值感。我们的自我是生命的呈现,因此我们对自我的珍视也就是对一切生命的珍重。

我会尽我所能地帮助你学会重视自己,学会与你自己这一个伟大的奇迹相处,并且在你内在的神奇与你表现的行为之间做出区分，因为你的行为并不能体现你的重要性。它只代表着你曾经被教导过什么，学会些什么，以及你如何应对。

人类的新生命来到这个星球上只有一种方式，就是通过男性体内的精子与女性体内的卵子相结合。我们将这样的男性与女性称为父母。在这一切事件当中，最重要的就是精子和卵子相遇，形成一粒种子，并成长为今天的我们。那些提供精子和卵子的人，通过他们的行为向我们展示的，只是他们所学到的东西——而并非我们的价值，甚至也无关他们的价值。现在我们明白了，他们只是我们来到这个世界上的载体。而接下来的一件更重要的事情是：我们可以将自己和他们都看做是纯洁的生灵，因为这是事实。

我们生活的这个时代使得我们有史以来第一次可以这样做。我们有着前人从未有过的机遇，能以不同的方式看待自己，知道我们是生命力、纯洁、神性的体现，是与这个世界上的一切生命联结在一起的。

创造的能力

你的创造力,
建立在
你的选择能力上。

——弗吉尼亚·萨提亚

让音乐感动你

将你的注意力放在音乐上,体会一下音符进入你身体时的感觉。全神倾注在音乐上。或许,你还能感到体内的某些部分正对这音乐做出回应。如果确实有这样的感受,那么想象一下是身体的哪个部分正被这曲调所触动。然后,感受自我的某部分被触动时,会发生些什么?其他部分又怎样呢?留意当音乐在你周围和体内流动时肌肤有什么感受。

找一个地方,从那里开始给你的呼吸赋予节奏。只要把注意力集中在那里就好了。不用使劲儿,不要强迫自己。只要去感受那种节奏,并将呼吸的韵律与你对音乐的感受结合在一起。

现在，给自己一个欣赏的讯息。当你在内心深处对自己说："我欣赏自己，我爱自己"时，体会一下有什么样的感受。回想一下，你第一次这样做时的情形。看看这次的感觉是否有什么不同，是否感到更开阔、更深入或更有活力。也许，随着你越来越爱自己，你也日益了解到自己无需贬低或投射他人。不必再将他人拒之门外，因为当你的内在越来越有力量，你也就能够越来越有效地处理外在的一切事情。

生命的开始给你的生活带来欢乐

现在让时光倒流,回到你还只是一部分宇宙能量或宇宙力量的那个时候——不管那是什么时候——那时你存在着,但只是以纯粹的能量形式。日月流转,你体内的灵魂要求有一个新的存在形式。当你进入那个新的形式,以它的形象示人时,才发现自己成为这个星球上的一个婴儿,一个因某种特别的理由而到来的婴儿——虽然这个理由你早已忘记,它不在你的意识层面里。你进入那位孕育你的女性体内,新形式在那里逐渐完善和成形,当你意识到一个形式正在实现它自己,这是何等奇妙。

你以一粒种子的形式来到这个世上——它本身由两粒种子结合形成。一天天地,你在环境中成长,逐步地成为你将要成为的形象：在地球这个星球上的一个人。一天天地，新的东西不断发展出来——你需要它们，并且要在此基础上发展出其他的事物。一点一点地，你变成了小婴儿的形状。你从原来所在之处进入到一个新的地方，带着作为一个婴儿所拥有的觉察能力。你正在继续一段奇妙的旅程，并将领略这个星球上的许多新的可能性。

你新鲜、完整，带着意识和实体来到了这个世上。作为生命的体现，你的到来是受祝福的。你带着一身的本领而来，因为你拥有上天所赋予人的一切以及精神根基，你能够快乐、有爱心、诚实、健康、幸福、有创意、有效能、有爱自己和爱别人的能力。你来的时候，也带着你的思想将你的潜能隔绝的可能性。然而，你有选择的自由——选择使用你所拥有的。

此刻，想象一下你从母亲的子宫里分娩出来的情形，这就是被称为人类诞生的动人奇迹。再回顾一下你能够坐起来、行走、奔跑、说话和创造各种各样东西的时刻——幻想、艺术、赋予自己新的可能性。人体内那个精巧的生物钟带领你走过发展的各个阶段，比如青少年时期，直到你完全长大成人。

你的美好本质转变成了某种具体的事物。你有了一个特别的称呼，那只是用来指代你的。你有了某种特定的模样，独一无二的模样。你有了特别的行走方式，那也是只为你所有。你还有特别的爱好与愿望，都是只有你才能拥有的。

我好奇地想要知道，在此时此刻，你是否能够对此刻正向你敞开的所有层面都保持清醒和警觉——那么你就会像花儿一样盛放。你的"自我"，是一个充分发展令人惊叹的人类！在这个时刻，请允许自己知道，无论你已经拥有了什么，你还将拥有更多。

现在，注视自己时，你会知道自己将许多的经验带到了现在。每一份经验都将帮助你去应对目前所经历的状况。你满载着期待、知识和结论，所有这一切都是从迄今为止的人生旅程中所收获到的。

因此，当你注视着自己时，请允许自己看到你是人类艺术的真正显现。然后去注意你希望自己有所不同的部分。找出方法来实现自己的愿望，不论那愿望是什么。或许此刻，你能够意识到：生命乃是一个不断发展新事物的过程。

现在，展望一下你10年后的模样。看着那时的自己，看看有没有什么事情是10年后的你希望自己已经做过的。聆听这些信息，并把它保存在某个地方。或许它会对现在的你有所帮助。

现在,展望一下20年以后。同样地,当你注视那时的自己时,是否有什么事情是希望自己在此以前就已经完成的?如果有的话,请把它当做是你目前的一个资源。在你展望未来的时候,留意自己的美好与许多的可能性。

现在,想象一下你去世之前的情形。你准备好要离开,去到另一种意识状态。此刻你注视着那时的自己,你尚未完成的心愿会是什么?关于生命中的快乐你又会说些什么?你会怎样描述自己的美好?不论说些什么,你是否都可以将这些变成指导你目前行动的参考信息?

最后,虽然在某些时候你也可以像这样同时意识到所有的时刻,但是重要的是意识到我们生存的时间是"现在"。一个包涵了所有可能性的"现在",一个你能够感受、思考、观看、聆听和选择的"现在"。

充分整合的表现

放松地坐在椅子里,让自己完全跟着音乐走。不论要发生什么,就让它发生吧;不论你有什么样的思绪、感受、情绪、图像,就让它们自然地出现吧。注意到你通过自己的想象、思维和感受,将源于外在的东西进行了内在的表达。

现在,请允许自己添加一种外在的表达。比如,你也许可以站起来活动活动。让自己平缓地来加上这种外在的表达。当你这么做的时候,会留意到内在的回应与外在的表达其实是一回事。让一切自然地发生。当内在回应与外在表达相配合的时候,你就完全地掌控了自己,并且能够充分地接收到所有的力量。没有任何东西能将你与你的力量分隔开。

或许，你能意识到这里的关键词是"选择"。你可以选择这些状态。你可以选择内在的回应。你也可以选择外在的表达。

让你的身体非常轻柔地进入一种舒适、静止的状态：不是僵硬，只是静止。在你的脑海中，描绘出当内在回应与外在表达相一致时你的状态。现在，看看你脸上的表情，告诉自己：只要愿意，你也可以以那样一种状态生活。

或许下一次，你一个人或者是你很想要独处的时候，就可以放上一点音乐并再次重复这份体验。选择喜欢的音乐，并且根据不同的情绪状态来选择。还要记得，当内在回应与外在表达相配合的时候，就会显现出完全的整合。

现在，在椅子里坐得更舒服一点，并再次让自己接收音乐。不论内心有什么样的画面或感受，都去留意它。当音乐渐渐消逝时，注意自己的呼吸并给自己爱和珍重的讯息。给自己允许：迈向无穷无尽的未来时，你能够体验到想要的一切。

现在检查一下你的身体，看看有没有哪里感到紧张，也注意一下那些确实非常放松的地方。当你在身体里这样巡回的时候，对紧张和放松之处都报以微笑，因为它们都在告诉你一些重要的信息。现在，当你感到完全地放松和安定时，请将能量送给这个宇宙中你想要传递能量给他的人。

现在，让自己慢慢地回来，温柔地问候自己，在你回来的过程中保持觉察。当你完全回到这里时，睁开你那美丽的双眼。再一次，如果又有什么动作或声音想要表达它们自己，就让它自然地发生吧。

是什么

主动地

有意识地

先去了解

到底是什么。

——弗吉尼亚·萨提亚

选择并且意识到我们在选择

当我们开始觉察自己所习得的事物时，就是在述说和回想自出生以来教过我们的老师。不管是否真的称呼他们为老师，他们都曾是我们学习的榜样。从他们身上，我们学会了如何为人处世。我们得到的示范当中，有很多如今看来并不太恰当，我们却不知道对此该作何处理。与此同时，这些示范中也有很多东西曾经帮助过我们，否则，我们今天就不能够在这里了。因此，我们每个人都经历过的这些基本的示范，使我们能够达到了现今的位置。认识到这一点是很重要的。区别在于：也许我们为此付出了很高的代价，但是我们原本不必付出那么多。

现在，我们可以由此向前，朝着新的方向继续我们的人生，却不必付出高昂的代价。要记得：我们在这里，我们来到这个位置，以及我们将要进入的生活，这一切本身其实并没有代价可言。也或者，我们不必如此为了活着而牺牲自己。注意此时你可能会产生的任何想法与感受。正如我已经说过的那样，我们不必再为生活牺牲自己。我们可以学会其他的生活方式。

再一次提醒自己，我们一直拥有的东西就是我们的资源——看、听、触摸、品尝、嗅闻、感受、思考、行动、说话和选择的能力。所有这一切都是我们生而为人时上天的礼物。这些是带领我们去到一切地方的资源。因此，不论我们去往何处，都是有备而行。我们的任务就是要与这些美好的资源接触和联结，学习使用它们。

很多人在不自觉地阻碍这些能力的发挥，至少暂时是这样。我们由于惧怕而不能看得更清晰、听得更明白。或许，在此时此刻我们可以了解到：使用美好资源是新的视角、新的声音、新的味觉、新的触感、新的思维的开始。它是获取力量的另一条途径。

还要注意到我们所拥有的一种非常特殊的能力，就是在任何时候做出选择的能力——有意识地选择。我们总是在不断地进行抉择，但我们并不总能意识到这一点。现在，将选择这一神奇的能力提升到意识层面时，我们就知道是"我"正在此时此刻做出选择。不管我这么做是为了讨好你，还是为了逃避痛苦或惩罚，都依然是我在做出选择。而当意识到是我在做选择时，就为自己增添了力量。

另外，还要意识到这是一个可以反复进行的过程：放下不再适合我们的，给自己增添需要并且更加合宜的东西，同时尊重那些当下适合于我们的东西。每一天每一刻，随着不断地学习，我们总会放下那些不再适宜的东西，给予它们祝福，因为它们曾经一度是适合我们的。

再一次与呼吸接触。此刻，或许你也可以意识到自身的奇迹。我们都是奇迹，生活与生命的奇迹。你的任务就是与这一个奇迹相联结，成为一个允许奇迹发生的主宰者。现在，请回顾你与地心的联结，它带给你理智、逻辑和认知的能力。还有你与上天的联结，它从你的头往下到脖子、脸、直到胸膛，带来灵感、直觉与想像的能量——是它们赋予你生活的色彩和纹理。

这两股能量交会时，就共同创造出第三种能量，这种能量使你能够由内及外、与那些准备好接受你的人相连。对于周围那些尚未准备好的人，施予他们爱的光辉，然后继续走你的路吧。当你这样做的时候，也是在努力提升自己的力量。当接收者与发送者都处于开放的状态时，联结就发生了。你不能要求它，也不能强迫它，你只能引导它。

生命内在过程的组成要素

远处传来飘渺悠扬的乐曲。触摸那音乐的声音。现在,伴随着音乐,有意识地与呼吸接触。或许你会留意到音符也在你的身体里,被身体的各部分所接收。呼吸的气息正在进入你的身体,如果能让身体更为放松的话,呼吸将会非常好地开展它的工作。

或许此刻,你也能意识到自己可以接收许多其他的东西。这个世界,是你居住、工作和玩耍的舞台。在这个大环境中的人们在发出信息。这个星球在发出信息——大地和山川。我们也在传递和接收信息。但我们接收和回应的方式是有所不同的。画面不同于声音,触摸不同于观看,声音也不同于思想。这些都是我们彼此联结、来回传递信息的方式。我们有着富于反应的奇妙身体。我们的身体里面也能够送出和接收信息。

或许你已经意识到：通过不断地增加觉察，并与身体建立更多的联结，就能够与自己的身体有亲密的接触。比如说，你将能够觉察到周围什么是你想要的，什么是你不想接受的。你可能也会觉察到内心中有些事情你愿意公开谈论的，有些是不愿意的。到这会儿，你或许已经意识到：如果没有真正与自己接触，你大概就会做一些背离自己的事情，比如发出一些不符合你意愿的信息，或是对一些实际上并不存在的信息做反应。

我喜欢用这样一个比喻：我永远是中心，一切的事物来到我这里，又从我这里出去。我身边的任何人都会从我这里得到一些什么，我也同时从那个人那里得到一些东西。不管是粗暴的言辞还是充满爱的话语，是亲吻、抚摸还是匆匆一瞥——我总是在接收些什么。与此同时我也是在给予。对于很多人来说，这整个过程和沟通的来源都一直持续不断地进行着，只是我们没有觉察到罢了。

或许现在正是时候，我们可以再一次熟悉在语言产生之前发送和接收信息的方式——触摸、声音、表情、和行动。也许我们可以去观察，并了解除了言语之外还有哪些彼此沟通的方式。让我们给予自己这样的自由来探索所有这些沟通的方式。

此时，我想告诉你这样一种想法：你还在妈妈的子宫里的时候，就不断地在沟通了——传递和接收信息——不过当时大概没有任何人能替你把信息编码成为语言。所以，或许你能再次给自己一个重新编码的机会，以和从前不一样的方式去理解事物思，以超越言语的奇妙方式去进行接触。这不是说语言不重要。它是重要的，只是还有其他更多的方法。

现在，让我们来到内心深处保存自己资源的地方。我想要你去觉察自己，用眼睛观看一切过程。此刻你多半已经意识到：你的所见乃是经由你的阐释而过滤，如何解释意义又由你过去的经历所决定。你对此能说些什么，则由你发表评论的规条所限定。因此，虽然你可能知道自己看到了什么，但到当用言辞表达给另一个人的时候，它的意思已经改变了。那么，我们是否可以花些时间，允许自己尽可能完全地分享我们的所见？这也意味着分享我们是如何释义的，以及我们能否超越规条、完全地分享。

我们观察能力的另一部分来自于耳朵。我们通过这些精妙的器官来聆听。我们会听到信息，但这同样也是经过过滤的：根据过去的经历对所听所闻做出阐释，根据谈论的规条做出限定。这个过程所剩下的东西就通过你的嘴表达出来。触摸、嗅闻、品尝的过程亦是如此。

当我们真正允许自己去观察，并对观察赋予意义的时候，我们会感到在现实世界中存在着那么多可观察的事物，并且它们有着极其丰富的意义。也许在此刻，我们能够非常清楚地意识到：我们第一眼所看到的就已经涵盖了我们的解释、过往的经历以及谈论的规条。除非知道该如何问对方问题，以及如何表述这些问题，否则我们不可能与另一个人真正联结。我们所有人都会试图对观察到的东西进行阐释，这是很自然的。我们也会很自然地以过去为基础来判断事物的意义，因为未来尚未到来，而我们现在正在成长。考虑到我们当中大多数人成长的环境，用我们现有的自由去阐释这一切也是很自然的。

我想通过探索冰山在水面下的部分来给观察增加一个维度，即理解言辞之外的含义。这对你来说可能是一个新东西。当你告诉我你的所见时，同时也是在告诉我你正在对某样事物做出解释。它来自于过去的经验，而且被你发表言论的规条所限制。我接受你所说的字面意思，然后对它做出我的阐释、以我的经验与发表言论的规条将它过滤。

实际所发生的就是：我通过自己来对你做出理解。这就是所谓的投射。

现在我们在这里，拥有着这样一些美好的观察方式，并且对于这些观察背后发生了什么有了越来越深入的理解，也越来越明白我们如何能够将你和我分开并真正地发现彼此。现在我们就进入了沟通最具创意的部分。让我们提醒自己：在采取行动前，我们也在感受和思考，使用感官进行阐释。我们今日的行动是以往行为的后果。这样追根溯源下去，我们就会发现自己一直在尽力而为。如果我们的看法能有一点改变，如果我们的解释能有所不同，如果我们能够更全然地活在当下，并允许自己更开放地发表言论，那么结果也就会不一样。

现在，请体会一下我刚才所说的那些话的含义。它包含了很多的内容。在现实生活中，任何时刻所发生的事情都是这些观察步骤所导致的结果。

现在让我们来谈谈选择——也许这时候你对此已经有了越来越多的认识：几乎在人生旅程的每一步你都在做选择，而选择就是你指导行为的能力。有意识的选择使你脱离受害者的状态，而成为一个有尊严的人。

因此，在此刻，让我们再一次与所拥有的美妙资源相拥,并允许自己进行每日、每周、每月都需要做的分类——看看我们拥有着什么,我们做出了什么样的结论,我们在应用哪些过去的经验,以及我们在使用什么样的谈话方式。如果觉得它们不再合适了,那就放手让它们离开,带着我们的祝福离开。或许,它们曾经一度是很适合我们的。而现在,我们再看看有哪些东西是适当的,并注意到还有什么是我们需要而尚未拥有的,请允许自己去创造新的东西。这就是生命更好地反思与延展的本质。

我们是自己的主宰

我们是主宰。我们主宰着自己在何时、以何种方式进行呼吸。我们主宰着对自己的看法以及与自己相处的方式。我们不能主宰天上什么时候会下雨，不能主宰别人对我们是大吼大叫、批评指责还是充满怜爱。我们实在不能控制这些，我们只能控制自己回应的方式。

当我们的身、心、脑和谐一致时，就会传送出正向的能量，而这一正向的能量会吸引其他正向的能量，并缓冲周围那些愤怒和负向的能量。从这个意义上说，我们可以通过自身和谐的能量来施加我们对事情的影响。

有现象表明：罪行通常都不是在光天化日众目睽睽之下做出的。月黑风高的时候更容易有负面事件发生。就好像黑暗自己找上负面的事件。因此，要意识到：当我们与自己的思维、感受、存在以及爱自己的方式和谐一致时，自然就成为任何黑暗中的亮光。如果我们无比确凿、无比清楚地知道自己是生命力的体现、我们的本质是纯净的，那么我们所散发出的光芒会更加耀眼。

创造一个有价值感的内在过程

我的眼睑合上了。合上双眼时,我感到自己又创造了另一番景象。那是属于我的内在的景象。当我离开外在的环境,就不再能觉察到你的眼神和身体,而只能觉察到自己。我感到自己是在有意识地创造一种情景,在这个情景中我想要做一些特别的事情。

这个特别的事就是从内在给予自己关注、尊重和爱。为了做到这一点,我要创造条件,我闭上双眼,并与我的骨头、身体和椅子之间的保持平衡,与我放在地上的双脚相接触。除此以外,为了在体内创造一种充分接受的条件,我还要允许自己做出回应。这一切全在我特定的指示之下,因此也都成为可以为我所用的东西、创造出我想要的环境。

因此，我闭上双眼，给身体放松的指令，然后允许自己去觉察和关注呼吸。当气息进入我的体内，而我的身体此前已经得到指示放松时，气息就用它的养分滋润我的全身。当我尝试着开放自己时，气息就急不可待地前往这些新开放的领域，让我感到宁静与祥和。与此同时，也感到充满力量。我知道即使在不注意的时候呼吸也仍在继续。但是像我和所有人一样，呼吸也喜欢有一段时间能得到特别的关注，并因为它的存在而被感激。

现在，我进入内在的深处，再一次感激自己，这是给我自己的感激——我是生命力的体现，为此我觉得自己很有价值。我认识到自己是这一生命力的主宰者，通过思考、感受、行动和选择决定着这一生命力将要经历些什么。再一次，我意识到自己是命运的主宰者。

此刻，当我觉察自己。并有意识地给自己一个欣赏的讯息——"我爱自己，我珍惜自己"。这时，另一件事情也在同时发生。当我爱自己的时候，就创造了一个可以爱他人和珍惜他人环境。我可以让自己与那些早年学到的教条保持距离，那些教条认为你和我是分隔开的，对彼此来说不是好的就是坏的，不是对的就是错的。你，其实也是生命力的一个体现，而我可以通过尊重和感受自己来打开与你联结的渠道。

当我明白了如何珍惜自己的时候，我对于善待自己、做有益于自己的事情等概念都有了新的理解。如果有什么会伤害到自己的习惯，我可以鼓起勇气去改变它们，因为这一切都在我的掌控之中。因此，当我能感受到自己在珍惜自己时，也能够抱拥去爱、去帮助自己成长的意愿。我想要将自己置于这样的条件下，等到遇见你的时候，我就能以最高的价值感与你相会。那样的话，我将更能够将你我的生命力与我们的行为区别开来，我也能够做必要的事情来改变自己的行为。

而且我并非孤单一人在做着这一切，因为我已经被赋予了奇妙的资源。现在，我想要去到那个能找到自己资源的地方——那个美妙的地方，那个神圣的处所，在那里能意识到我有看、听、触摸、品尝和嗅闻的能力。这些是用来接收信息的基本资源。我还有感受和思考的能力，它们是用以加工接收到信息的内在资源。最后，我还有选择的能力。

除此之外，还要记得我曾经采取过各种行动、诉说过许多话语，而我的言语和行动是与感受和想法相一致的，也与我的所见所闻、所触摸和嗅闻到的相关。它们都是一个整体。因此在这个时候，选择的能力使我将所觉的一切都拿出来检视，就是那些在此刻适合我的，和那些我发展出来的东西。不过，当我寻找所需的东西时，可能会发现自己尚未拥有它。因此我知道，如果能够使用这些资源，我就已经有了所需的东西，能发展我想要的。

当我搜索自己的心理储藏室、寻找可能需要或向往的东西时，也许会注意到有一些东西已经多年没有使用过，或者很显然不再适合我了——比如一些老规矩，旧观念，过时的结论，等等。现在只需要一点点智慧，我就能知道这些东西不再适用了。我尊重它们，但也允许它们离开。因此我会让它们带着我的祝福离去，到过时的事物应该去的地方。这给我的心理储藏室腾出更多的空间去容纳新的事物。

因此，我处在一个增添、放下和联结的循环中——一个永不停歇的过程。在这个过程中充满着活力，生命的自由亦在此展现。随着我们不断前进，需求也呈现出不同的形式，欲望在慢慢扩张。因此我们需要一个方法来让自己与时俱进。有一个非常棒的方法，就是定期做心理盘点，清理一下自己拥有些什么，哪些适合，哪些非常适合，哪些不适合，还有哪些需要增添。

决定你的内在过程

要认识到,

是你

为自己做决定。

你是内在过程的

唯一决策者。

——弗吉尼亚·萨提亚

做适当的选择

当我们关注自己的资源时,请觉察并欣赏迄今为止我们所见、所闻、所感、所触摸、所嗅闻、所思所想的一切,它们已成为我们生命的一部分——我们所有的选择、言辞和行动。

我们有很棒的资源可以从中选择。我们在过去做出了某种选择,并不意味着必须继续那一选择,它不过是许多种选择之一,我们还可以增加其他的可能性。我们与生俱来都有着许多的能力。当我们完全发挥出这些能力,选择最适合的东西时,就会发现有些东西我们已经不再使用。它们曾经一度很适用,但现在已经可以被清除了,请为它们曾经的功劳送上祝福,同时送它们上路。不再有用的东西就好比这样一些想法:"我决不能说出对你的感受,否则你会受伤。"也许曾经某个时候,这种想法是适合当时情形的,但它从今往后都不再合宜了。

如果发现有很多你学会了却又不再有用的东西,你是否能够选择让它们带着你的祝福离开?它们曾经很好地为你服务过,但现在已经没有存在的必要了。另外,你是不是能看看有些什么是很适合于你的?尊重它,并允许自己增添那些你需要或想要而又尚未拥有的东西。

当你让自己再一次审视自己的资源时,要充分地意识到它们始终在那里可以为你所用,而你不仅可以选择要运用其中哪些部分,还可以决定如何使用它们。当你这样做的时候,是否能再给自己一个许可?允许自己放下一切,使自己能够更明白地活在当下?

勇敢尝试新的事物

此时,请体会那可贵的"现在"。看看你在每个适合自己的时刻培养和发展了一些什么。允许自己去创造那些需要却尚未拥有的东西,充分利用你的资源:你看、听、触摸、品尝、嗅闻、感受、思考、说话、行动和选择的能力。

意识到有很多东西已经在那里了,只不过你可能还未注意到。允许自己冒险尝试一些新的事物。或许你还可以允许自己,每天、每周、每个月,都进行这样一次清理。它可以当作一次学习,也可以叫做成长,还可以称为欢庆。它是生命力在你现有的生理形体里欢乐地展现。

论成长的力量

我们是生命的体现,

本质纯洁,

包含着

世界上最有力的组成要素:

成长的力量。

——弗吉尼亚·萨提亚

为新的可能性留出空间

现在让自己与呼吸接触。请去到保存你的财富的那个地方，这些财富是以你的名字命名的，那里储存着你为人处事所需要的一切资源。这些资源将能够带你去到任何地方，改变你想改变的一切：它们就是看、听、触摸、品尝、嗅闻的能力，感受和思考的能力，行动和说话的能力，以及最重要的选择能力——在当时当地选择适合于你的东西。清点一下已经拥有的所有东西，注意那些很适合你的部分。它们经得起时间的考验，甚至会变得更加有用。

不过，在你的心理储藏室中，也有些东西是已经过时、不再需要的了。曾经一度它们很适合你，比如说，如果在成长的过程中你不是那么固执坚持的话，就不可能有今天了。但或许如今，你已不再需要如此固执了，至少不是那样一种方式的固执。你是不是可以去探索一下自己的心理储藏室，为自己选择其中的一些东西，同时注意到有些东西已经不适用了？或许这会带来一个会心的微笑，亦或许是些微的苦涩。它曾经以某种方式帮过你。你是否明白现在是时候让它离开了？你又是否能够给它祝福并且放手呢？

所有那些已经转化了的老规矩，你现在是不是都可以让它们带着你的祝福离开了呢？它们帮助你达到今天的境地，但如今它们已不再有益。送上祝福，并让它们离开。那些你曾经有过的旧观念，现在可以重新审视它们了。它们已经不再合适，你是否能让它们离开？要知道它们是另一个时代的产物，它们是那个过去的时代中你所知最好的做法。现在你懂得更多了，或者你看得更清楚更明白了，因此这些旧观念在你内心不再有位置了。祝福它们，放它们走。

然后，当你的心理储藏室内有了更多的心理空间，是不是可以看看有哪些东西是你需要或想要而又还没有的？给自己许可，因为你有这样的资源去获得所需要的。你可以去了解自己要什么：你的身体也会与你合作。记住：身体对于任何想法都是异常灵敏的。而且你也知道，年龄几乎与此无关。因此，当你去关注自己还需要什么时，心理储藏室的空房间近在咫尺。因为那些不再合适的旧东西已经离开了，现在你有了空间去容纳新的事物。

或许此时此刻，你可以让自己去觉察一件这样就近在眼前的事物，它的魅力感染着你，仿佛它正向你招手……一样你喜欢的事情，例如，新的技能，新的爱好，新的可能性，新的存在方式。看着它。让自己知道，你拥有所需要的一切去实现它。不是因为你有这样的意愿，而是因为你所发出的正向能量会创造出一种形式，只要得到你的许可它就能够吸引那些你需要的事物。在这一点上同样没有什么年龄的限制。性别、种族、政治或宗教的原因都不能妨碍它，除非你人为地设置障碍。

当你悉心照料着含苞待放"你"——全世界唯一真正像你的人——时，要向前展望新的可能性。在目前已有的东西上增添新的东西，要知道你能够做到，因为你有资源，因为你爱自己，还因为你是能量的接收者——你从地心接收理智的力量，也从上天接收直觉、想象和与他人联结的力量。

现在再次进入你的内在，找到那些以你的名字命名的资源。请进入你的内在宝库并留意里面的资源。这些资源是看、听、触摸、品尝、嗅闻的能力，感受和思考的能力，行动和说话的能力，以及最重要的选择能力。它们能够带你去任何地方。要认识到：任何时候的任何选择，都代表着还有其他的选择。你选择的只是当时最合适的。你可以说那些没有选择的东西就是你抛弃的，这是真的。你选择了即是收获了。如果它行不通，你还可以再做选择。你的选择能力——对一件事说"不"而对另一件事说"是"——是针对那些适合你的东西，而不是针对那些适合于其他人的东西。

要知道人类从某种意义上讲有点像仓鼠，因为我们把所有自身发生的事情都收藏起来。所有的经历都存入到我们的心理储藏室。有时候，我们检索自己的心理储藏室，想从中找到当时所需的东西，可能会发现有些东西在很久以前曾经是很有用的——那时我们可能不知道还有更好的做法，或者当时已经尽力而为了。因此，我们可以让这样的东西带着我们的祝福离开，从而为新的事物腾出空间，因为随着我们不断前行肯定会需要新的、不同的东西。我们拥有资源可以提供新的事物。因此，我们储藏室里的东西永远可以根据哪些不再适用、哪些非常适用来进行分类检索，而储藏室里多余的空间是用来添加那些我们尚未拥有的东西的。如果我们能够掌握与这一切，就能够与活力和成长保持一致。而且，要记得这也是我们生而为人所传承到的一部分。

选择给我们机会去改变方向。在任何时候我们都可以行使选择的权利。选择也代表着放手的机会，而放手是为了能够增添一些不同的东西。如果我们能与"选择"这一美好的技能或工具（它也是一种对生活的态度）相联结，就会意识到我们所做出的选择会进入心理储藏室。如果它们是适当的，就可以留在那里再次被使用。如果它们不再适用于任何其他情景了，那就可以让它们带着我们的祝福离开。

每一次抉择都是有创意的举动，它可能会被再次应用，也可能不再被用到。因此，要记住：虽然你放下了一些东西是因为你感到它不再有用了，但在任何时候你也还可以创造出能为你效劳的其他东西。你的创造能力基于你的选择能力。在此刻，你可以看到未来还会有许多选择。每一个选择都能带你到达人生中的新境地。

如果你做出益于前行的选择，就像半满的水杯那样，你的选择会映照出那半满而非半空的部分。生活本身也想要向前行，而不是倒退，因为倒退是与潮流相逆的。回到过去是为了吸取失败中的教训。前进是一个迈向未知的历程。而在进入未知的时候，你仍然可以是安全的，因为你随身携带着美好的资源。

因此，在此时此刻，你可以觉察到许多已经发生过的事情，你如何以多种的方式使自己看得更深远、听得更清楚、更有效地去触及、并意识到你的选择——所有那些你有机会去做的事情。现在，你也对心理储藏室里的新衣服有所了解。也许，在此刻，你可以允许自己去想想那些此前不在这个储藏室里的东西。它们现在会给你往前走的机会，让你一路走来不断开启新的可能性，变得更深邃、更广阔。与此同时，也帮助你更清楚地认识到什么才是更适合的。

创造你自己的形象

让你的身体放松,从脚趾到脚掌、脚踝、小腿肚、膝盖、大腿、臀部、生殖器,然后到胃——遍布所有的内脏器官——胸、手臂、肩膀、脖子、一直到头,经历这样一个遍及全身的放松旅程。给自己一个欣赏的讯息。

现在,我想在你面前放上一个假想的电影屏幕。在这个屏幕上,请投放你希望自己成为的那个样子。这个屏幕是带音响的,因此还要放上你希望有的声音。放上你的嗓音、你行动的方式、你的模样。留意你的表达能力,笑容和眼泪——有时候会愤怒或沮丧——不管什么都可以。

现在更仔细地看看你投射出来的影像,请允许自己去完成这个形象,因为那将是一种对于自己的表达,而你可以使这一形象成为现实。注意：这跟你应该挣多少钱或做什么工作没有关系——完全不是关于那些方面的，而只是关于你的模样和声音、你是怎样的神采奕奕、你如何行动和谈话，你的身体在你眼中看上去是什么样子的。

再看看你所创造的这个美好形象并问问自己：你看到的是否真的就是你想要的。有时候我们会寻求其实并不那么确定想要的东西。只是去看一看，因为也许你刚才的投射还不够完整充分，也许你还没有深入到那个终极的境界。宇宙是无垠的，而我们投射的能力也是无限的。

现在，能不能在屏幕上增加另一个人，并且观察自己如何对那个人做出回应、和他联结、欣赏他，就好像你是真实地与他在一起一样——不管这人是旧识还是新交？也许你可以想象自己在很有创意地进行冲突管理，与对方有亲密的联结，以好的方式感受坦诚和脆弱，相互学习，或者是享受良性竞争带来的惬意。要知道这整个过程是充满乐趣的——不论是组成团队一起去发明创造，还是与另一个人一起做当时需要做的事情。你们两个人不必非要绑在一起，而应该各自都能快乐而充实地去做自己该做的事，在合适的时候才聚到一起，计划，憧憬，只在恰当的时候才在一起。

现在，请关注自己的身体。刚才你观看了自己创造的这部电影——一部展现了你的可能形象的，属于你的电影——有发生什么吗？你的身体有什么变化？你的感受如何？你产生了什么想法？你的心里又发生了些什么？或许此刻，可以让自己了解这一切。当你放下那些阻碍时，就可以实现自己的形象。

请给自己一个欣赏的信息，与内心深度接触，察觉所有你可能成就和实现的，因为你是生命力的展现，而生命有着无限的可能。现在，认识你所拥有的资源——在观看电影、观察自己的同时。留意诸如电影里你的穿着打扮之类的细节，同时知道你此刻就拥有所需的一切资源去实现它。这些资源就是你看、听、触摸、品尝、嗅闻的能力，感觉和思考的能力，还有行动、说话和选择的能力。

而且，因为你联结着宇宙间所有的能量，所以你能接收从地心来的能量，这股能量使你能够向下扎根——获得思考和推理的能力，能够就事件形成策略和计划；你还能接收来自上天的能量，它带给你灵感，使你能够去感受——你的直觉，你与所有年代的所有信息与智慧相联结；还有从周遭那些你能与之联结的人那里传递过来的能量，你激励他们，也被他们所激励。你做过这么多次的尝试和努力，因此已经拥有了数不清的经验。你已经发现了哪些东西是奏效的而哪些是不太管用的。你不必再做那些无用的事情了。

现在，允许自己想象一下3天以后的情形。看着电影，并看到你自己3天以后的样子。在脑海中描绘出自己身为一个重要人物的形象，这位重要人物有了一些新的经历。在此过程中要增添一些新的东西，可能还要放下一些旧的东西。看到自己3天以后的情形——你的存在。只要留心关注就好，然后，再展望1周之后的情形。从今天开始的一周以后，那时你可能已处在一个不同的情景中了。看到自己在特有的整合状态中，感到自己是完整的、能够掌控自己，感觉很棒。再看到6个月之后的自己，注意那时你可能会在哪里、在什么样的场景中。你希望自己怎样？

你是否能允许自己在6个月之后再一次经历这样一个与自己相处的过程，去看看你想要成为的新形象，并使用美妙的资源去实现它？你拥有这些资源。然后，你是否能够看到：面前向着远方展开的是一条持续生活、活力四射、不断发现、拥有新的可能的道路？你拥有实现这一切的可能。

超越混乱达到新的整合

当你检视所拥有的一切时，请允许自己去发展、获得和练习那些适合于你但此刻还未能完全为你所有的东西。和任何其他的学习一样，我们在尝试新行为的时候总是显得有些笨拙。我们会超越那个混乱的阶段。伴随着我们的耐心、勇气和方向感，笨拙也会逐渐转变为新的整合。一旦达到这一点，我们就可以再一次感受到内在的源泉，它使我们能走得更远。

允许不可能的事发生

我们即将真正了解自己的潜力：我们能够与其他人沟通，不仅是在语言的层面，而且是在感官的层面；不仅是与那些亲近的人，而且是与全世界的人。

曾经，人类登上月球被看做是一个荒唐的、不可能实现的幻想。但现在，它不再是荒谬或不可能的了。它已经成为现实。

我们能够真正清晰地感知到彼此并来回传递信息，这在过去也被认为是不可能的事情。今天，越来越多的人已经意识到我们能够相互传递信息和能量，不管是在共处一室的人之间，还是与那些在这个星球甚至是银河系其他地方的人。

或许我们可以允许自己去做的事情就是：在充分意识到自己可能有的任何怀疑的同时，开始去肯定我们希望发生的事情，并允许自己采取步骤去促使它发生——不是去强求，只是允许。

在你以往经验的基础上，允许自己从逻辑的左脑与直觉的右脑而来的感知，都意识到世界远远不止于逻辑。我相信还有比逻辑多得多的东西。

当你给自己一个欣赏的讯息时，体会自己的感受。也许当你欣赏自己时，也感受到在你里面有很多新的部分，很多新的可能性，甚至是很多新的知识。你有了更多可以欣赏的东西。当你说："我欣赏自己，我爱自己"时，感觉如何？或许当你这样做的时候，你会觉察到：我们在多大程度上欣赏和爱自己，就在多大程度上不再需要让别人来为我们做这一切，这时我们就可以开始一个享受他人、同时也爱和享受自己的美妙旅程。这时候，我们走到一起是由于相互吸引而不是出于强迫性的冲动。

结构赋予我们能力

结构在任何时候都是为了赋予能力。

不是为了昨天，而是为了今天和明天。

甚至还可以再进一步说，

当现在的我们拥有赋予我们力量的结构时，

我们就能更加安定地走向未来。

——弗吉尼亚·萨提亚

配置你的自尊维护装备

在这个时候,我想给你一个自尊维护工具箱,希望你能接受它并且熟悉如何使用。在这套工具中,首先是一顶侦探帽。当有困惑或疑问出现时,你努力想要知道"这些碎片怎么能拼到一起"或者"如何去探索这中间的差距并找出适合的东西",那么你就立刻戴上这顶侦探帽。它与评判是截然不同的两回事。有很多人还没有去探寻就开始下判断了,但我想建议你随时将侦探帽放在手边,一旦出现问题、困扰或差异时,就可以借助它开始一个探索的旅程。

工具箱里的第二样东西是一枚徽章,你可以把它挂在胸前上。这枚徽章的一面用漂亮的宝石镶嵌了"是"的字样。在"是"下面还有一行字,刻着:"谢谢你注意到我。

你此时的要求很适合我。我的回答是'是'"。在徽章的另一面，用同样漂亮的宝石镶嵌着"不"字。下面写着："谢谢你注意到我。你此刻要求的事情根本不合适。我的回答是'不'"。

这是你通向统整的秘诀。"是"和"不"都是可爱的语言。当你说"是"而感觉却是"不"，或当你说"不"感觉却是"是"时，就损害了自身的完整，削弱了自己的力量。因此，在你的意识里面要不断地提醒自己这枚徽章所说的，永远要发自心底地说"是"和"不"——让你的整合性能够完好无损，并使你强大。

接下来，工具箱里的东西是一根力量棍，或者说勇气杖和愿望棒。这三个名字可以代表同一样事物。当你觉得自己有某种想法或愿望、想要朝着某个方向前进时，就可以将这根能赋予你力量的魔杖拿在手里然后向前进。如果你感到恐惧的话，就把恐惧拖在身后一起走。因为如果你想等到所有的疑惧都已经解决了再前进的话，可能就永远都不会有所行动了。而如果你把这一根力量棍、勇气杖和愿望棒拿在手里往前走，很多时候当你到达想去的地方时会发现恐惧已经不见了。

拿着这根魔杖，使用它赋予自己的力量，意味着你将自己当做参照体系：这件事对我来说合适吗？我想去哪里？你才是那个对自己的未来有先见之明的人。别的任何人都不可能看到你的未来，还有许多人压根儿不了解也不明白你的愿望，却想要劝阻你去实现它，因为他们觉得你那样做会受伤。有很多人都对进入未知的领域缺少自信。但当你的愿望和希望指引着你时，你就能够到达那里——对大多数人来说我们都得独自前往。如果不是单独前行的话，请一定不要被周围的人给拦住了，因为他们出于自身的恐惧是会想要拦阻你的。我们所有人内在成长的力量是强而有力的，它想要不断以新的方式展现出来。因此，当你给自己许可往自己希望和梦想的方向前进时，就将到达成长的新天地。

这套工具里的第四样东西是一把金钥匙。它能使你打开任何一扇门，可以问任何的问题，说出任何难以启齿的话，尝试似乎做不到的事情——把它变成可行的。开启新的可能性，探索所有细微的缝隙，留心哪怕是最微不足道的行动。这就是你的金钥匙。

工具箱里的第五样东西是一个智慧盒。这个智慧盒是你所继承的一部分财产，是你与生俱来的东西。对我而言，进到我肚脐两寸深，然后向上距离我的心脏一半路程的地方，就能找到它。这个智慧盒与宇宙间所有的智慧相联结——从古至今所有的智慧，还有你内在所有的智慧。有时候你能感觉到在指引方向的那部分，它有时也被称为安静而微小的声音。那是在内心深处了解并试图指引你的部分。就像想法或情绪那样，你也不可能通过解剖人体找到它。尽管没法那样找到它，但我毫不怀疑智慧盒的确存在着。它就是那样一个存在,当我们放下了所有的防御与惧怕时，能够在其中听到的成长和智慧的骚动。或许生命中最大的任务就是挪去我们和智慧之间的阻隔，然后就能意识到原来所有的人都有一个智慧盒。我们只需要去运用它。

再审视一遍你的自尊维护装备：用来探索的侦探帽，用来保持整合性的徽章，帮助你径直朝着梦想前进的力量杖，能检视一切的金钥匙，还有让你与宇宙智慧相联结的智慧盒。你的身体就是对宇宙和它其中万物的呈现。

现在再一次让自己与呼吸接触。如果这些工具你还不熟悉，或者你还未使用过它们，你是否可以允许自己试用一下，并让它们成为自己的？

当你更多的使用智慧盒以及其他工具时，就可以去你的心理储藏室里检查里面的东西，看看此刻你需要的是什么。你可能会发现那里有些东西的得来，是由于你在感到

"不"的时候却说了"是",因此可能会有愤怒、恼恨、憎恶等东西。或许你还会发现,那里有些东西过去曾对你说:"你不配得到更好的,因为你做过坏事情。"但现在,你可以按照事情本来的面貌去看待它——那是你对自己的一个误解。于是,你这样清理了自己的储藏室,给其中的东西分类,去注意它们,并让其中的一些东西离开,为新的事物腾出空间,而这些新的事物是缘于你有了新的方式来看待自己。

当你与来自地心的能量联结时,看到新的景象并找到方法去实现它的可能性就增加了。地心向上带来能量到你的脚和腿,使你能够脚踏实地——也就是拥有思考、理解、积累知识和推理的能力。与此同时,你还接收到来自上天能量,它向下通过你的脸、脖子到手臂和躯干,带来想象、直觉、感知的能力——就是那些给予你的生命色彩、声音和纹理的东西。当这两股力量交汇时,它们共同创造出第三种能量,这种能量使你能够由内及外,与那些已经做好准备的开放的眼睛、耳朵、手臂、皮肤和想法相联结。至于那些还未准备好且仍含苞待放的人,允许自己去留意他们,爱他们。

因此在这个清晨,你开始进入新的一天,允许自己知道你有着牢固的基础在支持着你，知道你是这个宇宙中一个奇妙、庄严的存在，而需要你做的只是去了解这份光荣与尊严。

如果此刻，在这个世界上有任何人（包括你自己）需要你的能量，你也想把能量传递给他——无论他是国家领导、家庭成员还是朋友——那么现在就花一点时间把你的能量传递出去。用爱的信息将它送出，告诉对方："尽你所能地来使用这份能量吧。"然后，让自己的注意力非常轻柔地全部回到我们这里，慢慢张开双眼，很舒服地向四周看一看。如果有什么动作或声音想要出来，就让它们自然地发生。

使用你的侦探帽

你的侦探帽是自尊维护装备中特别的一部分。任何时候，只要你想要了解些什么，或是出了什么问题，或是有什么困惑，都以把它戴上。这些时候要戴上的是你的侦探帽，而不是去拿你的审判帽。有很多人还未来得及做任何思考，就已经下了评判。但在你的自尊维护工具箱里有侦探帽。要允许自己经常使用它，因为你会时常需要用到它。一旦你伸手拿起它戴在头上，就有了很大的力量，能够去探索、发现。它会帮助你，让你记得要将注意力转到观察上，用你的眼睛和耳朵去观察，探究事物的背后到底潜藏着什么。或许，你还可以让自己更充分地意识到：某个时候看上去显而易见的东西，不过是冰山的一角，背后导致它的种种因素却往往不为人所知。正因为如此，你需要侦探帽。现在，除了给侦探帽赋予形状和颜色以外，再让它具有某种质地。去感受一下它的布料给你的特别手感。

此刻，给自己一个讯息，那就是从今以后，你都会在戴上审判帽以前先戴上侦探帽。通常，当你戴上侦探帽以后，往往就不需要再戴审判帽了。现在，花点时间将你刚刚制作的这顶帽子放在手里。看着它，感受它。也许，当你移动它的时候，它会发出一些细小的声音，听听它的声音。还要记得：是你创造了它——它只为你而存在。现在你可以将这顶帽子放在你的自尊维护工具箱里了。

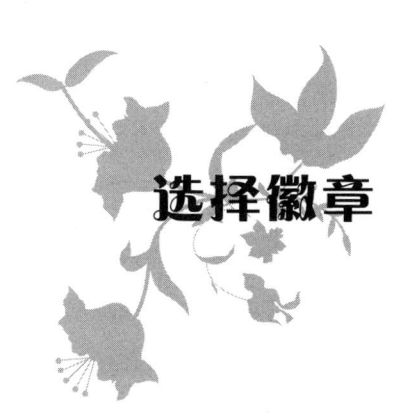

选择徽章

这枚徽章是用来提醒自己，可以去观看和聆听一切事物，但是只吸收那些适合于你的东西。这格徽章的意思就是："是的，这个很合适。不，那个在目前并不适合我。"这时，"是"和"不"都成为礼物，帮助你保持和谐一致。"是的，这对我很合适。不，那个不适合我，它与我并不和谐一致。"而且，当你将这两个词和它们的意义当作给自己的礼物时，你也在同时给予他人礼物。因为你保持着自身和谐能量的流动，而这是能给世界带来关爱与滋养的最强劲的力量。

此刻，请睁开你那美丽的眼睛，轻柔地把自己完全带回到这里。如果有什么动作或声音想要从你内心出来，就让它自然地发生。

照耀现在的明灯

当过去帮助你留意到现在发生的事情时，过去就成为一盏明灯。

——弗吉尼亚·萨提亚

回应而不是自动化反应或控制

再一次与你的呼吸接触。不要强迫它，不要刻意，只要去觉察就好。现在再进得更深一些，去到那个以你的名字命名的宝库。当你靠近这一非常神圣的宝库时，请注意自己所拥有的资源：看、听、触摸、品尝、嗅闻的能力，思考、行动和说话的能力，以及最重要的选择能力。你可以从此刻所有的一切中进行选择，挑选出那些适合你因此你想要使用的东西。

然后，看看那些你所拥有但不再需要的东西。它们曾经一度也很适合你，因此在放开它们的时候，请给它们祝福，因为它们的确曾经适合你。就像衣橱里的一件衣服，它曾经非常漂亮，但现在你长大了再也穿不下了，请让它带着你的爱离开。

接下来，再看看你尚未拥有但却需要的东西，允许自己得到并发展它。在你进行这样一个分类的过程中，注意到这个过程实际上自从你出生以来就在进行了，而且会一直持续到你离开这个世界。选择是唯有你才能做的一件事情。

或许，侦探帽的作用现在对我们而言更加显而易见了。我们可以看到在更多的时候我们可以使用侦探帽而不是审判帽。我们可以通过自己说的"是"和"不"而意识到自己的整合性，知道"是"与爱无关而"不"也并非意味着愤怒。它们只与适合不适合有关：那是我们迈向整合的根基。

下面，再一次去到那个神圣的宝库。要记得你的资源：看、听、触摸、品尝和嗅闻的能力，感受和思考的能力，行动和说话的能力，以及最重要的选择能力。不论外在发生着什么，我们内在的能力使我们能够选择做出何种回应。

没有谁可以评判我们的选择。我们无法控制外来的事件。我们无法控制母亲的大发雷霆，也无法控制父亲的郁郁寡欢；无法控制兄长想要抢夺我们东西的愿望，也无法控制母亲的笑容。我们只能对此做出回应。我们当中的许多人受到的教养使得他们相信自己可以控制外部世界。我们不可能做到这一点，但因为我们是这样养大的，所以就未能学到我们的职责也是特权就是去选择如何回应。在这样的选择中，以及在了解自己有这样的选择时，我们是中立的。这意味着我们不以外在的东西来界定自己。外在的世界不过是信息的来源，就好比我对你们而言亦是如此。无论我给了你们什么，表现出什么，只要它适合于你，那么你就可以接受它。如果并非如此，那就可以让它走掉。

现在，让我们看看自己的心理储藏室，并注意到那些曾经非常适合我们或至少在某个时候帮助过我们的东西，但它们已经不再合宜了。我们可以开始将它们从心理储藏室中拿出来，为它们曾经起过的作用而感谢它们，祝福它们，然后让它们离开，从而为新的事物腾出空间。祝福那些我们放开的事物是很重要的，因为它们曾经为我们做过一些事情——在当时我们需要或以为需要的事情。受到祝福的东西会比被憎恨或谴责的东西更容易离开。

我们的福祉来自于这样一个事实，就是我们总可以创造新的东西。过去不能囚禁我们，除非我们允许它这样做。因此，我们在这里，面对着新的一天，和许多新的可能性，检索心理储藏室，并放下那些对我们不再有用的事物。审视和尊重那些我们拥有的并在此时很适合我们的东西。同时我们也在展望将来，要去创造那些我们需要而尚未拥有的东西，并且毫无疑问地知道这是完全可能的——放下那些不再需要的，尊重我们所有的，创造那些我们需要但还尚未拥有的。

我们是否可以再一次与选择的力量相融合？要知道在任何时候我们都有选择，可以与自己的呼吸、感受及他人的感受相接触。允许自己去提升被称为选择的这一奇妙的内在力量。当我们致力于选择时，所有身不由己的冲动就都退后了。当我们将不自主的冲动转变为选择时，选择就带来新的力量。

现在，请再次提醒自己：我们可以成为地心的能量的接收者，这股力量赋予我们脚踏实地的能力；同时我们也吸纳了来自上天的能量，它带给我们直觉。这些能量一直都存在着。我们需要记得它们并且去汲取它们。它们永远都不会离开。脚踏实地的能力使我们得以保持在中心。而直觉使我们能够有创意和理解。

在任何时候，按照我们本来的样子生活，就可以与周围那些已经准备好的人联结。我们不可能与尚未准备好的人联结。我们所能做的只是发出光辉照耀他们。或许现在正是时候，让我们提醒自己：雄心壮志有可能会妨碍我们看清什么时候才是最恰当的时机。我们可能不自觉地要求他人按照我们的时间表行事，并且在他们不这样做的时候暗暗威胁他们。也许我们可以放下这种要求了，要知道当生命力得到滋养并有选择的自由时，它总是会展现自己的。

再一次，与自己接触，并觉察此时可能产生的任何想法或感受——一些新的东西，也许是你以前从没有想过或感受到过的。如果此时有什么东西带着特别的意味而来，那就去留意它。前几天的一个清晨，我带着这样的想法醒来："你无法控制一朵紫罗兰的生命。"或许正有什么东西带着深远的含义来到你心中，就像这个想法对我而言那样。

我想再提醒你：我们有能力去追逐无限的可能性，而且我们正生活在一个有可能实现这一切的时代。50年前这一切还不可能发生，但现在它却正在进行着。因此，在此刻你是否能够允许自己向这个世界上需要你的人传递出一些能量？如果愿意的话，这些人也可以包括你自己在内。给予能量的时候请不要有所保留——把它当做一个纯粹的礼物给予收到它的人，让他们能按自己的需要使用。

再让自己带着意识慢慢地回到这个房间，让自己的聚焦点从内在更多地转移到外在。按照做出这样的心理转换所需要的时间，跨越内在到外在的桥梁。当你回到这个房间时，请睁开眼睛。如果有任何声音或动作需要出来，就让它自然地发生。

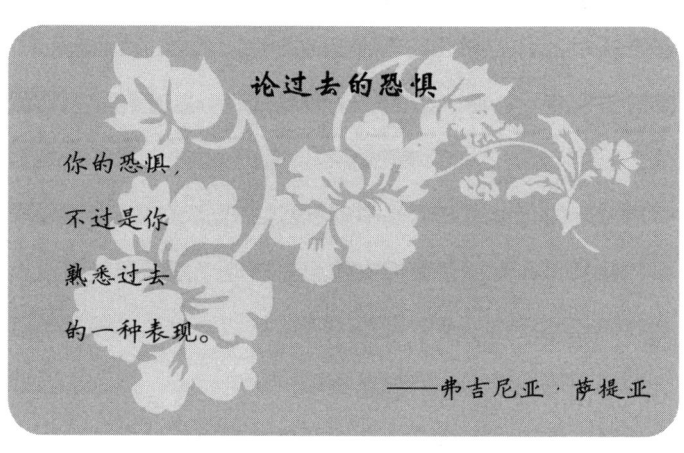

论过去的恐惧

你的恐惧，
不过是你
熟悉过去
的一种表现。

——弗吉尼亚·萨提亚

将梦想变为现实

此刻,我想要你做好准备接受一个象征,也就是"愿望棒"——它是一根魔杖,是一个能给人勇气的工具。在这个工具——勇气的象征——中,你会发现自己有前进的能力,能够将梦想变为现实。要做到这一点需要勇气。

当这根魔杖来到你身边时,用你惯常拿东西的那只手牢牢地握住它。当你把它拿起来的时候,给自己一个讯息:要将自己的勇气赋予这根魔杖。把勇气放在一只手里,它将带领你追寻自己的梦想;在另一只手里,你可以放上所有的感受,包括恐惧、犹疑和爱——人类所有的感受。它们不必成为你实现梦想的阻碍。

随着你越来越熟悉并更进一步地拥有自己的勇气,不管另一只手里有些什么样的感受，你都会发现勇气可以帮助那些感受转化：将恐惧转化为审慎，将犹豫转化为对周围环境的考量以便决定下一步往哪里走，将爱转化为展现的力量。

因此在这个时候，手里握着愿望棒——你的魔杖，你勇气的象征，通向你的梦想以及实现这些梦想的门径——你可以考虑一下自己的某个梦想。也许是一个今天或明天就可以实现的梦想，也可以是你希望从现在开始付诸实践的任何梦想。或许，手里握着这一根魔杖时，请允许自己去使用你赋予它的勇气，从而将你的梦想变成现实。或许你可以想象那个美梦已经成真。那个情形看上去是什么样的？感觉如何？当你看见自己的美梦已经成真时，有什么感受？现在，请把这一个实现了的象征的含义放进心里。也许当你将这份意味深深沉淀到心里的时候，就会想要把这根魔杖拿在手里一会儿。现在给自己一个欣赏的讯息，并允许自己以任何一种有助于实现梦想的新方式来使用自己。再一次与自己的呼吸接触。

再过一小会儿，让自己完全地回来，回到这个房间。然后睁开眼睛。不论有什么声音或动作想要出来，就让它自然地发生。

论有意识的成长

当我们更有意识,
并允许自己的选择
也变得更有意识时,
我们就将朝着
成长的方向前进。

——弗吉尼亚·萨提亚

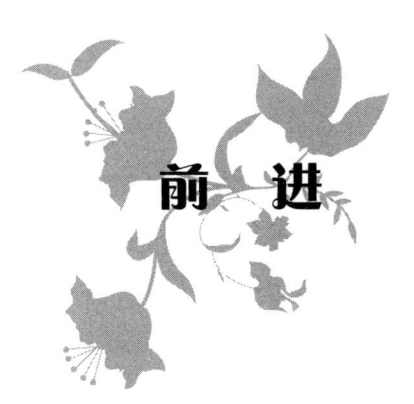

前 进

再一次与你的自尊维护装备接触。随着你与它的联结越来越紧密,它会变得自动化——使你在下评判之前会先戴上侦探帽;对于"是"与"非"会越来越清晰,从而能够保持自己的整合性不受损害,并且知道真心实意说出来的"是"和"不"会增进自己的健康;你还会知道自己拥有勇气杖,它将永远超越你的恐惧。你不可能等到自己一点儿也不害怕了才行动。正是在前进的行动中恐惧开始消散。带着勇气棒,你可以揽月摘星。请伸出你的手。没有人知道他们尚未了解的事物,以你有限的现在或过去来框定自己的将来无异于自我囚禁。

因此,将那根勇气棒、愿望杖拿在手中,并向你所向往的地方前行，把恐惧拖在身后。你的恐惧会慢慢消失。再看一下你的金钥匙——那是你还是孩子的时候要当心的事情：不许问问题，不许看这个，不许说那个。我们大多数人都将这一切与安全感连在了一起，但现在，也许我们已经知道：真正的安全感其实来源于知道门的那一边有什么，在问题的另一面又有些什么。要找出答案，我们就需要提问。我们需要冒那样的风险。所以你的金钥匙事实上是你的冒险精神。

接下来是你的智慧盒——它在精神层面将你与一切人联结在一起，将你与这个宇宙间的智慧联系到一起，那智慧同时也存在于你的心中；同时它也是你内在感知到的自己所需的那一部分。它的声音通常非常微小温柔，所以当内心充满喧嚣的时候我们可能听不到它。或许你可以保持安静，去倾听这个声音，聆听在那个盒子里都有些什么。

你的私人圣殿

请想象一处你曾经去过的地方，那里的一切都非常美好，即便你在那里度过的时间不过10分钟、5分钟甚至只是1分钟。不管你只去了一次还是去过好多次，总之那是一个即使你再去拜访仍会感到一切都很美妙的地点和时机。也许它就是你的起居室，或者是在山上，在海边，在麦田里……任何地方。

注意那个地方的色彩。注意这是在一天当中的什么时候。是清晨吗？太阳是否正在升起？还是正午？或是傍晚时分？把时间与色彩结合在一起。现在，把注意力转向你周围的空气。有风吗？如果有的话，风大不大？如果空气是静止的，也要用心感受。再注意一下气温。冷吗？热吗？

在下雪或下雨吗？情况到底怎样？

留意你周围物体的形状。是椅子的形状，还是山、水、小鸡或人的形状？细细体会这些形状。再注意看它们是否在移动。如果你正在溪流边往下看，那就注意一下水里的鱼儿。若是你正站在山顶上，那就观察一下天空的云朵，也许它们正在飘动。如果你是在起居室里，那就留心一下布幔的花纹，或是在屋子里跑来跑去的小猫。都是些什么东西在动？

现在体会一下：此刻你意识到自己在一个从前去过的地方。让自己与在此时此地所有的感受相拥。这是一个你曾感受到完整、快乐、充实的地方。让自己再一次拥抱这些感觉。再一次体会它们。观看周围的事物时，以你觉得合适的任何方式做出动作，也许你可以触碰一下什么物体，也许你可以讲话、大笑、躺下或起立。去觉察你在一个充满欢乐、和谐、整合的地方所有的感受。你会感到自信而有价值，很高的自我价值感。

突然之间，你的眼光瞄到一处以前没有注意到的地方。你对自己所看到的景象感到非常好奇。它是如此地有魅力，如此迷人。它深深地吸引了你。你发现自己开始行动。当你缓慢而轻柔地靠近那个地方时，出于某种原因你感到需要把手放到衣兜里。这样做的时候，你的手指碰到了一把钥匙。你把钥匙从衣兜里掏出来，发现它是金色的。一把金钥匙！

出于某种原因，你又把手放进了另一个衣兜。在那儿，你再次触摸到一个手感非常好的东西。把它掏出来一看，原来它是一顶鸭舌帽。帽子上写着一行字："你的侦探帽。"它要求你把它戴在头上。你戴上去了！对你而言，侦探意味着去审视事物，一探究竟。你再一次抚摸那把钥匙。你知道，这把钥匙与打开事物的奥秘相关。

在刚才这一切发生的同时，你的脚一直慢慢地移向吸引你的那个地方。当你把帽子戴在头上的时候，差不多已经走到了那扇美丽的门前。你抬头向上看。这扇门极其巨大，上面用你很喜欢的那种手法雕刻的美丽花纹。然后你注意到那儿有一把锁。这时你的小侦探帽说："现在，如果你把金钥匙插进锁孔里，或许就能打开它。"于是你这样做了。看哪，真的恰好合适！事实上，当你把钥匙插进锁孔里的时候，几乎可以感觉到那把钥匙很高兴自己可以在那儿，仿佛锁和钥匙为了能够团圆都等待已久了，它们简直就像是在感激你。

尽管那扇门很大，却很容易地就打开了。你跨进去，看到一个巨大的房间，有着高高的屋顶。你的感觉是那么地好，就仿佛这个房间在向你招手说："请进，请融入到这里的奇妙、欢乐与愉悦中。"你给自己一点时间来沉淀这样美好的感觉。这些感受是那么强烈，同时它们又是如此地令你感到祥和平静。这种感觉真好。

然后，请允许自己四处打量。你注意到房间的木质材料——恰是你喜欢的那种木材。远处有一扇扇的窗户。有些窗子装有美丽的花玻璃，那上面的颜色、形状和图画也都是你很喜欢的。你打量着四周墙壁、壁画和颜色，一切都让你觉得赏心悦目。实在再好不过了。接着你又听到了音乐，也正是你所喜欢的音乐，是特别为你演奏的。

你享受着萦绕耳畔的乐声和眼前美好的景象，以及充盈身心的愉悦感受。你知道自己其实从来没有真的到过这里，但你想象过它将是什么场景：它伴随着完全、整合和有价值的感受。当你体会这一切时，一方面它显得非常自然，另一方面它又非常令人惊讶。

现在让自己往更远处看去，发现那边有台阶可以走下去。当你往下走的时候，注意到有一个很大又很长的书架，上面满满的都是书。那些书排列有序，装帧精美。其中有一本特别惹眼，简直就好像是在对你招手想要引起你的注意。你走到它跟前，当你温柔地把手放在书脊上的时候，它几乎迫不及待地跳出来迎接你。你看了一下封面上的字——《我之书》。正面写着你的名字。你把这本书从书架上抽出来，打开。扉页上有一行献辞，是你本人写的："献给我自己。"下面有你的签名。翻开第一页，就像所有故事惯常的开头那样，这个故事的开始也是这样的："从前……"

接下来讲的是你出生的故事：当你出生时都有哪些人在你旁边，当时发生了一些什么，人们都有些什么感受，他们看上去的样子和他们真实的感受之间有什么样的差异，他们都在做些什么，当你降生时这个世界是什么状况——是在战争时期还是太平盛世，或是其他什么样的。你慢慢地读下去，还读到关于父母、父母的朋友以及亲戚等的描述。

你读到自己父母的生活故事，了解到他们平常不见得会表露出来的内心世界。这是一本美好的关于人的小说——故事里的人物不见得完美，也不一定总是开心，但都是带着人性的人，有着身为人的苦乐忧欢。你所读到的故事令你深深着迷，忍不住一口气读了下去。

你读到自己幼年的经历：蹒跚学步，呀呀学语，与人交往……然后你发现自己一路读下来，已经读到了今天这个日子，这一页却是空白的。当你翻到这一页的时候，不知怎的，这本书前面的部分看上去比你想像的要薄多了。还有那么多的篇章有待完成。

在今天这个日子的上方，用你喜欢的字体和颜色非常清晰地写着："每一天都带来许多新的可能。你的过去可以点亮你的现在。但要将它与现在分开，以免它污染现在。"读这句话的时候，你也知道还有那么多的东西在前头等待着你。看着这本书和它空白的部分，你知道自己会常常回到这里来续写生命的篇章，在这本书——《我之书》——里，它就是"你"。你会将生命中发生的一切都记录下来，感受事物的变迁，发掘更多能带给你欢乐和愉快的东西，更加明白该如何应对外在的事物。你确知这是一个特别的日子。而你充满了敬畏之情，并感到有无限的可能性。

不过现在是离开的时候了。离别对你来说很容易，因为你知道自己还可以再回来。你知道无论任何时候，只要你想，就可以回到这个美妙的地方。你还知道，写下新的篇章之前，你可以反复阅读已经写下的一切。你合上书，将它放回到书架上。你几乎可以听到内里传出的一声："谢谢，谢谢你注意到我。"它是在感谢你留意到"你"自己。"谢谢你花时间尊重我，理解我，爱我，就像我在书里向你呈现的那个样子。"

你转过身。音乐已经换了,但同样是你喜欢的曲子。灯光也变了,房间里有新的光亮。你意识到没有任何其他人会来这个房间。因为它是属于你的,而且只属于你——是你随时可以前往的私人圣殿。你走出去,那扇巨大的门又轻轻地合拢了。你把钥匙从锁孔里抽出来,放在口袋里。你知道现在拥有的这把钥匙永远也不会丢失。你不可能丢掉它。它是你迈向新的可能性的通行证。

你取下自己的侦探帽,看着它,也许还笑了一笑。侦探帽可以带领你去到任何你想要探索的地方。而且它还可以重新规整地折叠起来。你同样知道这顶帽子也永远不会离开你。带着一种重新被唤醒的感受,以及对世界上最妙不可言的存在——就是你自己——的发现,你回到最初所在的那个地方。

给自己一点时间来呼吸,并让刚才的景象和声音沉淀在心里。然后,请允许自己再回到当下。完全地回到此时此地,你会发现自己在这个房间里。当你觉得有这样意愿的时候,请给自己一个爱和欣赏的讯息,以及其他任何你希望自己记得的关于这趟旅程的信息。然后,慢慢睁开眼睛并让自己回来。无论有什么声音或画面要出来,就让它们自然地发生。

统合与完整的过程

通过爱自己，我们创造出使自己能更有效地爱他人的条件。当我自身充分自我实现的时候，才能真正与你相会。我不会想你祈求那些我不能给予自己的东西。我也不会在你身上投射那些连我自己都不能接纳的东西，因为我所拥有的都是美好的。当你准备好的时候，我会向你伸出手，我会知道你是否已做好了准备，我知道该怎样做。我会邀请你加入我，与我同行、与我交流。我们可以一起完成。

你来到我身旁也不并是因为我命令你必须这样做。你来甚至也不见得是因为我需要你，而是因为我们俩都向彼此敞开。我们一起进步、交流、计划、管理、做其他人都会做的事——彼此相爱，相拥哭泣——因为通过充分地爱自己，我们获得了自由，我们可以彼此联结。

为了帮助我们不断地前进、保持在我们想要行进的道路上，我们可以更加充分地应用自尊维护装备。我们要记得在下判断之前戴上侦探帽，能够将心比心地体会他人的感受，也体会自己的感受，并探索各种的可能性。这样，当我们要做判断的时候，就可以带上理解。

带上徽章，我们的头脑可以变得清晰——它帮助我们维护自己的整合性，能够对合适的东西说"是"，不必报复也不必指责。我们要寻求的是适当合宜，无论要表示对自己的珍惜还是对他人的尊重，这都是最富关爱的做法。如果最美丽的一件衣服不合身，那它也于我们无益。不必因为衣服不合身就责怪这件衣服或责怪我们自己。不过就是这么一回事：它不合适。你甚至都不必为此而道歉或解释。它就是不适合，而我们在辨认事物是否适合的过程中可以关爱自己。不管我有多喜欢，如果这件衣服不合身，我也穿不了。不管你多希望我这样做，而我又多么想让你高兴，它始终不适合我。

因此，带着徽章，我们甚至可以发展出更大的自由，可以去探究事物是否合宜并据此做出决定。它适合我吗？如果合适的话，我的回答就是："是的，谢谢你注意到我。"如果不合适，我就回答："不，但谢谢你注意到我。"我们的徽章就是整合性的表现。当"是"和"不"都恰到好处时，我们的力量感、创意和保持中立的能力都再一次得到了肯定。

现在，再让我们看看愿望杖、勇气棒，并意识到如果要迈向我们所希望的境地，就需要将这个魔杖拿在手里。如果有任何的恐惧，都可以把它拖在身后。可以将能量用在我们希望去的地方。这根勇气棒就给了我们这样一份能量，这样一种去追逐梦想、实现愿望的力量。哦，是的，或许你以前从未到过那里，但却已经拥有带领你进入未知所需的一切。你的恐惧可以跟在你身后。

现在，再一次注意到你的金钥匙。它能帮你探寻奥秘，在四处查看搜索、询问了解。这真是太棒了！小时候，有那么多扇门都对我们紧闭着。我们不能问这个，不许说那个。然后，我们长大一些以后，又听到老师说：做这个事情"你还太年轻"或"太大了"或"太胖了"。让这些都见鬼去吧！只要你愿意，就可以去探查、询问或评论——那就是金钥匙的用处。而这一点也同样可以提升你的力量和持守中立的能力。不用再花很大力气来克制自己不去了解那些其实非常想知道的东西。

现在，再让我们看一下智慧盒——它是我们身上极其美妙的一部分，使我们得以与一切人类、一切生命和宇宙间的智慧相联结。当我们允许它成为身上非常自由的一部分时，就能够放下对于自己的局限和缺点的担忧，以及对惩罚的畏惧，从而开始跟随能量的引领前进。我们是一切植物和高山能量的一部分。我们也是大自然基本组成部分。因此，总有东西能让我们彼此给予，而这来自于智慧盒——跟言辞没有什么关系。它跟我们环抱一棵树、嗅闻一朵花或拥抱一个人时的感觉相关——那样一种平和，一个生命触摸到另一个生命的力量——并允许宇宙的奥秘可以为我们所知。在某种程度上，了解我们如何感受以及如何知道所发生的一切事情，是有可能的。当我们给自己许可的时候，几乎就可以触及任何事物。这是因为我们有着这样一种与宇宙的联结。

现在，我想要你乘上魔毯到你的私人圣殿去。在魔毯上尽情享受这一次旅程以及这个过程中所经历的美景与感受吧。当你走下魔毯时，再打量一下这个一切你都非常喜欢的地方。伸手到口袋里去掏出你的金钥匙，然后走上你现在已经很熟悉的那条道路，在道路的尽头那扇门在向你招手。你走到门前。钥匙很容易就打开了门上的锁，而你再一次为眼前美好与怡人的一切所征服。这里的一切都很适合你：无论是音乐、色彩、材质、形状还是光线，一切。

你走向书架准备取下那本书。这时你感到近旁有一只手拉了拉你的腰。你低头一看，发现是你的内在小孩。他现在很开心，因为他知道自己有一个很好的养育者——就是你。你伸出手去拥抱你的内在孩子，然后你们一起把那本书拿了下来。你读到新的一页，题为"你和你的内在小孩"。你们一起写下下一步将要一起做的事。现在再也没有什么可以把你们分开。你知道，在帮助自己敞开心扉、治愈心灵、追寻梦想的过程中，什么也不能再阻隔在你们中间。这是整合的一刻，迈向完整的时分。

你写下此时此刻的感受，以及你所看到的新的可能。你满有自信又很闲适地写着，有时候可能感到敬畏，但不管怎么都写下来。你停止了书写，但那只是暂时的，因为明天、后天、大后天……你还会再回到这里来。你正处在一个过程中——成为你可能永远都会保持的那个状态——就是"更加充分地成为自己"、更加充分地展现人性的过程。

你把书放回去，带着你的内在小孩，对于他来讲你是一个充满爱的人。你感到自己完整而强大，你知道这样的感觉意味着不论发生什么情况,你都拥有资源去应对,而且不必被问题所限定。走出私人圣殿的时候,你感觉一身轻松,或许嘴里还哼着小曲或讲着笑话,想着:"当然了,我是宇宙的一个玩笑。我可以嘲笑自己,但我能这样做是因为我也知道自己是神圣的生命。"

你锁上门,乘上魔毯飞回来。当你走下魔毯回到这里时,也带来了对自己的爱,对那个内在小孩的友善与慈爱,以及运用自尊维护装备的自由。

现在,如果你想传送能量给任何人——包括你自己在内——那就这样去做。当你愿意的时候,慢慢睁开双眼。随着眼睛的睁开,让你的注意力回到这里,感受一下你的全身。如果有任何的声音或动作想要出来,那就随它们发生。

发现自己的道路

现在,坐上魔毯快速飞到你的私人圣殿。在那儿,你手持金钥匙站在门前,打开了门。现在,你已经站在屋子里了,感受着它的美丽——它恰合你的心意。你走到书架前,取下那本《我之书》。它上面写有你的名字。把它翻到今天这一页。

你看了看昨天所写下的最后一句话,那可能是你在入睡前所产生的最后一个有意识的想法。现在你以这样一句话开始今天这一页:"昨天学到的什么东西可以作为今天生活的新基础?我学到什么?什么能为我开启新的可能,肯定我已知的事物,或是非常新鲜但我知道肯定适合于我?我依据自己的智慧判断而不是道听途说,知道它是适合的。"

当你填写那本奇妙的书——它是你的私人财产，除非得到你的允许，否则任何人也不会看到——这时，体会一下：在你和你自己之间建立一种更有意识的关系是怎样的感受。将自己完全地带到意识层面，并让自己充分地与自己联结。毕竟，你是以你名字命名的那一个奇妙生命的主宰者。给自己许可：任何时候只要你想，就可以到这个地方来，用一支笔，用你的记忆，用你脑海中的图画，续写你的书——用什么方式写都可以。

或许此时，你在自己的书里许下了一个愿望，希望某件事情能够发生。如果愿意的话，你也可以寻求他人的帮助，不过这件事完全由你做主。也许现在，你已经更习惯于思考："我想要什么样的事情为我发生？"

要知道你可以去筹划，然后设法找出实现的方法。也许你只能实现部分的计划，而其余的部分会随着你不断前行逐渐成真，正所谓是山重水复疑无路，柳暗花明又一村。一步步来——看看周围都有些什么，打量一下左右的境况，看看哪里有更多的空间。你不可能事先就将这一切的蓝图都绘制成形，这可能就是我们在迈向未知的旅程中所遇到的状况：我们前进了一步，然后停下来看看还可以往哪里走，脑子里一直记着我们期盼的那个地方。或许我们最终到达的是另一个地方，并且那个地方有可能比我们所设想的更好。但是，这个过程是循序渐进的。

现在，我们所有人都在一个新的境地。当然了，其实这中间有些地方也是我们熟知的领域，但是我们的成长存在于新的境地，在这里面的稳步前进。一会儿转向右边——"那个看上去蛮合适"——一会儿转向左边，或是笔直向前，或是短暂地停顿直到有变化发生——不论怎样都可以。新的方向，新的经验：朝向一个永远存在于当下的东西，而你的体验就是采取的步骤以及允许自己去检验"这是否适合我？"。其他人不能告诉你该体验到什么。如果你发现了一条前人走过的路而这条路亦适合于你，那就使用它。不过。如果这条道路并不适合你，那么即便有许多人在这条路上行走过，它对你也没有价值。在前进的过程中铺设自己的道路，要知道在路的另一端有着光明和收获。

开始思考如何支持自己有更多的成长。要记得你总是带着自己的资源：看、听、触摸、品尝和嗅闻的能力，感受和思考的能力，行动和说话的能力，以及选择的能力。这些都是始终与你在一起的。而它们的状况取决于你对自己有多了解和关爱、你是否能够自由地发表言论。

现在，在脑海中勾勒或想像一下，这个世界充满了机遇也充满了挑战。它里面有诸多的可能性：欢乐，爱，兴奋，痛苦，愤怒，沮丧。这些都是人性的表达。它们都包含着能量，而且都可以为你服务——只要你知道怎样做。因此，你不需要阻止或掩藏它们当中的任何一个。与此相反，你要在每一种表达中找到可以运用的能量。

随着你不断地前进，也会更多地觉察到属于你而你试图掩藏的那部分并不会消亡。它在暗中较劲，仿佛是悄悄地在折磨你。因此，你要允许它完全显露出来，承认它的存在，并且知道，身为主宰者，你可以随时使用所需的东西，并且你拥有足够多的东西。

此时，请再次提醒自己，你所拥有的自尊维护装备：你是如何与整个世界、地心、上天和周围人的能量相联结。通过你的呼吸，也通过你给予自己的爱的信息，让自己再一次知道你可以在内在创造一个健康、平和、创意与活力的生命。

再一次，你离开了你的私人圣殿，乘上魔毯，将自己完全带回到这里。你感到轻松，就好像是刚从美梦中苏醒。当你准备好的时候，请睁开双眼。

我们的身体会响应我们的思维

现在，与呼吸接触，看看你是否能感受到它流向身体的各个部分。然后，再一次回顾改变的五个阶段：现状；外来因素（新事物）的介入；混乱，经历错乱的体验，而这本身又是产生新事物的机会；逐步澄清新的可能；最后是对新事物的实践和练习，直到新的现状产生。这就是生命的故事，我们一直持续不断地经历这些阶段，只是现在它们更清晰地存在于我们的意识与体验中。

接下来，再次与自己的资源接触，并察看你和你的资源所存在的圣殿，留意你看、听、说、触摸、品尝、嗅闻、感受、思考、行动、说话的能力，并且知道所有这些都能够帮助和指引你迈向新的可能。看看你所拥有的，如果它适合你，那就以理智的方式恰当地使用它。去留意什么是你尚未拥有而想要获得的，要知道因为你有这些资源，所以可以获得你想要的任何东西。

也许在此刻，我们能够意识到：年龄并不会影响我们的发展。影响发展的是我们对自己的觉察和我们与自己的联结。我们的身体会响应我们对自己的看法，因此年岁的增长只是给了我们新的机会去练习分类拣选心理的储藏物。而正是在这样的整理和选择中，我们的活力才得以保持和增长。放下那些不再适宜的东西，尊重我们所拥有的，增添我们尚未拥有的——这就是生命的过程。就是这个过程给予我们生命力。

在这个时候，我们是否更加意识到自己总是能与来自地心和上天的能量相接触？这份接触的能力是觉察到的事实，而非任何人的凭空想象。它也不取决于我们的行为。地心，带来让我们脚踏实地的力量。赋予我们灵感上天，也总是在那里存在着。它们不会离开。当我们向着它们奇妙的能量敞开自己的时候，会发现它们早已准备好迎接我们。

此刻，再回想一下自己的自尊维护装备：如果我们练习先用自己的侦探帽，也许会变得更有洞察力；发自内心地说出"是"和"不"，保持自己的整合性，并知道它们是关乎事件的合适与否而非关乎人的价值；带上勇气杖向前行进，将恐惧拖在身后；我们总是随身携带着金钥匙，它使我们能够提任何问题、探究一切事物；我们还有智慧盒，它其实是我们与宇宙智慧的连接者，它也是始终存在的，而有时之所以听不到它的声音，是因为它被恐惧、担忧和教条给隔开了——这一切我们现在都可以放手。

或许，我们能更清楚地意识到：当我们主宰自己时，就能够由内及外地与周围准备好迎接我们、接纳我们的人相会和联结。我们还知道，即便他们还没有准备好，我们也同样可以向着他们散播我们的光芒，然后继续前进。说不定下一次相遇的时候，他们已经做好了准备。

我们花了这些时间来冥想，现在请察觉一下，是否出现任何的看待事物的不同方式，或有无任何的改变。也许此刻，你发现原来你希望得到的比自己以前所梦想的还要多。你可能还发现，想要的某些东西在此刻并不是以自己所希望的那种形式出现，而是以另一种形式存在于你的生活中。你现在所做的就是去觉察那美妙的自我，因为它已经吸纳的东西可能会有助于你进一步朝着自我发展的方向前进。

找到内在的平衡

首先,你是否愿意给自己这样一个讯息:在一天开始的时候你能够找出时间来进入冥想。我们在冥想中所做的其实就是肯定这样的事实:我们身为神圣的生命,有能力学习,我们被爱也值得被爱,我们是生命力呈现,是自己生命的主宰者——提醒自己我们所拥有的。

如果你是在家、在你的房间或是在私人的隐密空间做这些,那么可能只需要花上几分钟的时间。你甚至还可以放上音乐来帮助自己进入状态。外在世界所发生的那么多事情都有可能使我们偏离自我的价值感和放松的能力。为了更好地保养自己,请允许自己练习冥想,这样过一段时间以后它就成了自动的行为,冥想就变得像早起后要洗脸一样必不可少了。

现在，坐在你的座位上，检查一下身体与座椅之间的关系，你的脚是怎样放置在地板上的，你是不是处在一种平衡的状态，也就是说，身体没有哪一部分承受比其他部分更重的力——就像我有一次在威斯康星的日内瓦湖畔见过的那个奇妙的望远镜一样，它有四十来吨重，却能够在我手指轻轻一碰之下整个地挪动。

重量绝不是问题，平衡才是要追求的目标。现在检查一下，看看身体的各个部分是否都承载着它们各自的重量，身体是否处在一个让体内循环畅通无阻的位置。看看你的身体有无紧张的部位，因为紧张会妨碍血液和呼吸的流通。将身体的内部整个检查一遍。倾听身体任何的回应，好比这里有一点痛，那里有一点干，另一个地方又传来一阵微弱的叽叽咕咕的声音。向它们表明你已经注意到它们所传达的信息，然后让紧张随着呼出的气息一起离开你的身体。

也许，我们现在比以往任何时候都更加明了：任何来自我们身体的信息，包括疼痛在内，都是促使我们听到自身的需求与呼声的途径。疼痛可以是我们的好朋友，它让我们知道有些事物失去了平衡。这样我们就有方法可以知道自己失去平衡了。

所以现在，请让身体与椅子以一种使你的身体和整个人都感到舒适的方式相处，同时让自己再一次去觉察，以一种更深的方式去觉察身体放松的状况。

再一次意识到，当身体放松的时候，呼吸才能完成它的工作。当你与放松的感觉、吸气的感觉相接触时，要意识到这样做能给你增添新的力量——这是赋予自己力量的新方式，即放松身体并有意识地吸气。因此，下一次当你感到恐慌或其他形式的畏惧时，只要记住：放松，呼吸。还要记得它意味着什么：增添新的力量，使你更加合理恰当地使用自己的资源。由此你可以看得更清楚、听得更明白、走路更敏捷、思考更睿智、行为更好——所谓更好就是更适当。

你几乎可以给自己定出一个公式来："当我放松下来，有意识地进行呼吸时，就会增加自己的力量，从而使自己能够更准确、恰当而有创意地应对外在的世界。或许，我甚至可以更充分地了解到：事件本身并不是问题所在。是我自身的应对方式决定了情况如何进展，而我的应对又取决于我是否放松，呼吸得怎样，以及我的力量如何。在这一切之上，还需要加上自爱。"

因此，在此刻再一次进到你的内在并给自己一个爱的讯息，不管是以什么样的形式，只要告诉自己："我珍惜自己，我爱自己。"要知道当我们增加对自己的觉察和爱时，也就增加了去爱他人和以有效、公平、关爱的方式应对他人的能力。

可以说，爱自己对于很多事情来讲都是至关重要的前提。但对于我们当中的大多数人而言，爱自己并不是成长中的一部分。那时对我们的期待是，我们要去爱别人。但这种做法并不奏效，因为我们尚且不知道该如何爱自己。或许，现在可以改变这种状况了。因此，此刻请让自己再一次与呼吸接触，并给自己一个珍爱自己的讯息。或许你还会发现：当你增加对自己的关爱时，也给自己增添了勇气，从而敢于去冒险，敢于去改变自己的某些行为——我说的是行为，指的仅仅是你做出的行动。

你还要觉察到，自己有能力更深入地理解自己的行为，并且更加清楚也许你的行动并不代表你的意图。

现在我想知道你是否愿意给做一次小小的盘点。只要去看看在意识的层面上你是否了解自己已经采用了哪些新的方式来成功地指导行为，使你更加靠近自己的目标。比如说，你现在敢于要求你想要的东西了，知道这样做会使你有更好的机会得到它，并且也知道即便你此刻想要的还没有得到，但那不过是一个合适与否的问题，并不关乎你的价值。当你在检视新行为时，可以代表你自己，这样做会使你与自己的行为之间有更紧密的关系。以往的任何事情都不能妨碍你，因为你拥有资源。保持与内心接触的状态，你是否也能觉察到所有的那些能够帮助你达成目标的资源？

审视一下你的自尊维护装备，学会熟练地使用它们：侦探帽，它帮你在下判断之前先去了解情况；徽章，它标志着你的整合性，即按照你确切的感受说"是"和"不"，并且知道它们只与适合与否相关而与价值无关；勇气杖，它可以引领你的恐惧；金钥匙，它允许你去问"不可以问"的问题；还有智慧盒，它将你与这个星球上所有的智慧相连，因此你永远不必觉得自己无知或受限。你随身携带着成长的所有潜能。

运用你的自尊维护装备

用心感受你给自己的欣赏的讯息。它是否越来越成为你爱自己、使自己强大的一种方式？与此同时，你与他人建立关爱、清楚而有力的真实关系的能力是否也在增长？你是否了解到：当某个人指责你的时候，指责其实反映出那个人的低自我价值和他对得到认可的渴求？关注他们，你可以给予这样的人以自我价值的承认，而他们的指责并不重要。

现在，你是否可以提醒自己你有一个游戏的场所可以去——在那里玩乐、创造、增添，度过一段美好的时光？给自己许可，任何时候只要想去就可以去。

或许你开始意识到：新的学习技巧都基于拥有这样一

幅图像：一幅内在的图像，它能够增加你实现目标的机会。

允许自己到那个保存《我之书》的私人圣殿去，看看你在书里写了些什么。有什么事在你身上发生？在这本书里，你不必事无具细地全部记录下来，只要去体验它就够了。并且当你想要看它的时候，它就在那里。你是否有所体验之后，想要分享？一些新的可能性，新的觉察，新的努力，新的念头，或者是对于旧事物的新想法？

现在把书放回到书架上，走出来。回到这里以后，回顾一下你的维护装备：侦探帽，徽章，愿望杖，智慧盒，还有金钥匙。

现在，进入你深层的内在，那个保存资源的地方。你总是随身携带的那些东西，也是伴随进入未知的东西，因为是它们给予你安全感：看、听、触摸、品尝、嗅闻的能力，感受和思考的能力，行动和说话的能力，以及选择的能力。从你所拥有的一切中，挑选出此时合用的东西。并留意有些东西你已不再需要，可以让它们带着你的祝福离开——因为它们也曾在某个时候帮到过你。允许自己去添加此刻需要而尚未拥有东西。要知道因为你拥有一切资源，所以你可以获得它。

同时，因为你是这个宇宙间的存在———一个生命——

你与来自地心的能量相连接，而且总是如此，不是偶尔才连接一下，而是永远，这赋予你脚踏实地的能力。你只需要去觉察。这股能量就永不会停息。你也与来自上天的能量相连，它将你的生活变得多姿多彩，富于情感、活力、形象和感受——这是非常根本而重要的品质。

要知道这两个奇妙的资源彼此互补。它们并非对立。许多年来，它们都被放在相对立的位置上。男人只能有认知或理智的能力；女人则只能有直觉或灵感。男人没有直觉而女人没有理性。或者说男人没有心而女人没有脑。但这不再适用于我们。我们两者都拥有。在我们目前的发展中，完整意味着每个人都拥有这两样。

当我们允许自己继续进化时，就会感到自己在不断地扩展，更有能力，更有智慧，也更有对于生活和成就的自信——不论我们想要的是什么。当我们将自己的能量结合进这个过程时，它们就会带给我们欢乐，因为我们将自己的创意以行动表达出来。

此刻，请允许自己去觉察你和其他人之间正在发生的事情——确实，在你和这个世上尚未遇到的许多人之间，可能正在发展出⋯⋯一种彼此联结的感觉。

现在，让你的意识再去到自尊维护装备上。也许你可以给自己更多的能量和支持。要与这套装备真正熟悉，并且让它能够在任何你需要的时候立即投入使用。也许你已经看到了，在穿上审判官的黑袍子之前先戴上侦探帽做一番探索的价值。也许你也已经注意到，真心实意地说"是"和"不"对你变得越来越容易了。

或许你智慧盒的声音更响亮了、感觉上更近了。你更加熟悉它所承载的事物——就是你与宇宙间的联结。通过这个盒子，一切既存的智慧与觉察都可以为你所用。而你储藏直觉的那个特别之处，也变得越来越熟悉。最终你认识到：认知和直觉就像两个亲兄弟。它们彼此配合，而非相互冲突。哥哥也不会变成弟弟，弟弟也不会变成哥哥，它们分别自成一体。而认知和情感的自我也是如此。

问问自己：在恐惧面前，你已经使用过多少次勇气杖带领你前往心仪之地。或许在那过程中你会发现：带着勇气前行时，恐惧就缩小了，而那把神奇的金钥匙可以开启任何的大门。你走进去，凭着你的智慧盒、勇气杖、徽章和侦探帽，决定下一步是否要继续前进。这套装备永远都与你同行，你不可能丢掉它们。它们就像是你的自尊：你只需要与它们保持联系。

在生活的起伏中保持安定

现在，请乘上魔毯去你的私人圣殿。当你坐在魔毯上飞行，或是乘着其他任何一种你想使用的交通工具的时候，可能会为将要前往的私人圣殿而感到激动不已。它只属于你，其他任何人都去不了，但那也是因为你想要它如此。它是我们的隐私：在我们的内心深处，也许是我们不想与人分享或至少目前不想分享的。

你一边朝那个地方走去，一边掏出金钥匙，毫无困难地打开了那扇美丽的门。进去以后，你看到窗户、灯光、墙壁、家具、地毯和地板。一切都是你喜欢的样子，完全依照你的喜好安排。然后，你又朝着那个熟悉的地方走去：在书架上放着那本《我之书》的地方，你的名字就写在书名下。这是一本装帧精美的书，用金字或银字印刷——随你喜欢是什么。你把你的书从书架上取下来。

你有些日子没有在冥想中拜访这个地方了，不过还是翻到书中今天这个日子。现在它还是空白的。请在脑海中（当然也会在书里）写下一段话来总结昨天你所学到并想记录下来的东西。写下你学到的。如果不想写字，也可以画一幅画。

在写或画的时候，你会意识到你所做出的任何改变都会要求其他的改变也随之发生。或许你开始注意到这一点。举个例吧，当你放弃"我不好"这种想法时，发生了什么？当你开始意识到自己是生命力的展现时又发生了什么？还有"我是有价值的"？还有什么其他改变发生在你身上？

在书里写下这一切真是太棒了！一旦你学会了爱自己，就不会再沉溺于"我糟糕又差劲"的旧想法中。相反，你现在可以试穿"新的衣服"，拥有新的态度——珍惜自己，在照镜子的时候感到自豪，享受生活，享受关于自己的评论和对自己的爱。当你在书里写作或绘画的时候，或许你能感觉到每一个变化、每一个新的学习都开启了一系列的可能性。

现在，你手里拿着这本奇妙的书——《我之书》，我想要你往前翻翻，随意翻到你生命中过去的某个经历——那是一次愉快的经历，发生在你2岁、5岁、10岁或20岁的时候。现在让书再随意翻开到新的一页，在这一页你可能会读到某次挑战，那时它令你感觉很糟糕，有片刻功夫让你失去了中心，让自己再感受一下当时的情形。现在，把书再翻到另一页，在这一页上你看得非常清楚，不管发生了什么，不管你是快乐还是悲伤，都能保持安定并与生活浪潮的起起伏伏互动——那些兴衰、消涨和来往。这些起伏都不能够限定你，它们不过是一些事情，可以给你机会做出新的应对。

现在，做好准备离开这个地方。我希望你允许自己：在你的余生当中，无论何时，只要你想这样做，就可以让自己来到这里——如果它适合你。在这个私密、美好的地方，可以思索、描绘和记录你的生活以及你自己，在这一本关于你学习成长的书——《我之书》——中。今天的这一幕可以成为你日后生活方式的基础。

就这样，你将书放回到书架上，离开了那美好而神奇的私人圣殿。锁好门，登上魔毯，你回到这里，意识到在这整个期间，无论在那里还是在这里，都与来自地心、上天和他人的能量相连通。这就是你天赋的权利。或许，你还能比以往任何时候都更加充分地意识到：无论过去学会了什么，如今不再有利于你的东西，都可以放手让它离开，以便学习一些对你更有用的新东西。

在我们即将结束这段冥想的时候，我想建议你找到一种清晰表述自己意愿的方法。请用一个彩色的气球来装你的愿望，然后将气球放飞到空中，要知道这个宇宙都是对你友好并期待着聆听你的信息的。它会对关注你所有成长的信息。天空中飞满了带着关于你成长信息的气球。

萨提亚"冥想"中的方法与信息

——斯图尔特·彼德克博士

早在20世纪80年代以前,弗吉尼亚·萨提亚就已发展出了以她称为"冥想"的受引导意像开始每次工作坊的习惯。这些冥想比较简短,但它们却是一种重要的工具,可以用来引导工作坊的参与者进入一种开放的状态,接纳自己和他人身上的新发现。这些冥想还有助于将参与者的学习和发现转变为现实。下面是对其中一次冥想的研究分析。

这段冥想来自于《弗吉尼亚·萨提亚口述实录》(Virginia Satir Verbatim)一书的开头,该书记录了萨提亚1983年第三届国际暑期研修班(the 3rd Annual International Summer Institute, Process Community III)中的教学。它

展示了其他冥想中也出现的主题,以及萨提亚是如何向工作坊的参与者传达这些主题的。阅读下面这段冥想的时候,请想像自己与其他人坐在工作坊当中聆听着萨提亚的声音。

(在冥想的开头,萨提亚邀请参与者们将注意集中在呼吸和身体上、帮助自己放松。)

(1)……请允许它们放松,让紧张随着呼出的气息一起离开……让自己更进一步意识到坐在椅子里是安全的。感受你的身体,脚踏在地上,屁股坐在椅子上,背抵着靠背——它们给了你坚实的支撑。

(2)让自己更多地去体会脚是停在地板上休息的,不仅是被地板所支撑,也被来自宇宙中心的能量所支持。这股能量从你的脚和腿一直上行到身体里,成为你脚踏实地的力量来源……这股能量随时随地永远都可以为人们支取使用。你只需要有意识地与它接触,就可以从中受益。理智的能量来自于地心。

(3)让自己去觉察来自上天的能量。它由上至下从你的头顶到你的脸和脖子、手臂、胸膛,直到与脚踏实地的能量相会。这股来自上天的能量是灵感、

感受、想像的能量，是一切真实的意像扎根的地方。当直觉、灵感和感受的能量与脚踏实地的能量相遇时，它们就形成了第三种能量。而这股直觉、想像和感受的能量也是永恒存在的。它等待着你对它的认识和接触。

（4）当这两股能量混合在一起时，就共同创造出第三股能量，那就是与其他人联结的能量，它从你的手臂、皮肤、眼睛、表情流露出来，去到另一个人那里，产生联结、欢乐、和与其他人一同创造的可能……我想要你意识到：你拥有的能量就好像一个三条腿的凳子，来自这种联结的能量，你的直觉……在你身上创造平衡的能量……或许通过自身的觉察，你能感到呼吸进入得更远更深，直至身体的每一个部分。

（5）现在让你的注意力去到内心的那个储藏室，那里保存着以你的名字命名的宝藏……当你到达内心深处的那个地方时，注意到自己的宝藏和资源，就是看、听、说、触摸、嗅闻的能力，感受和思考的能力，说话、行动、选择和分类的能力。将此刻不再适合于你的挑选出来。有些东西曾经对你有用，但现在不再合适了。你已经长大，找到了更好的东西而不再需要它了。当你这样分类清理的时候，能否向曾经有助于你但现在不再需要的事物表示感谢。感谢它曾经为你做出的贡献，祝福它。

（6）此时，体会一下这珍贵的"现在"。看看你创造出来的东西。每一个都是适合你的。允许自己去发明那些你需要而尚未拥有的东西。依靠你的资源——看、听、触摸、品尝、嗅闻的能力，感受和思考的能力，说话和行动的能力，以及选择的能力——你就能做到这一点。还要意识到你已经拥有良多，只是你可能还未曾留意过它们，允许自己每天每周或每月进行一次检索分类。你可以把这个过程称为"学习"。它也可以叫做"成长"，或是"喜悦"，还可以说是以现在的形式（生理的）快乐地展现你的生命力。

（7）现在，再一次让自己与呼吸接触。也许你会对可贵的自己、奇迹般的自己有一种新的感受，这不仅是因为你是你，还因为你是宇宙定律的展现和化身。我们并不是自我成就者，我们只是自己的共同缔造者。

（8）现在，再一次让头脑处于警醒的状态，并保持身体的放松。请回想你曾经感到非常舒适的某个时间和地点，那时你完全与周围的环境和谐一致——不管是与当时环境里的人，还是与那里的花草树木、山川河流，还是在自己家里的某个特别之处——总之，当时当地你感到怡然自得，一切都很和睦。现在，请允许自己去到那个地方，并再一次体验当时那种感受，去看那些景象，回忆当时的想法……或许是感受那时的阳光，温暖的阳光，还有微风轻拂、树叶沙沙作响，那些色彩……让自己意识到在此之前你已经来过这里多次。

（9）这一次，那里有点儿特别的东西，是以前一直就在那里但你从未留意过的。当你四下打量时，看见了一扇门。那扇门仿佛是在邀请你进去。你转身向它走去，缓缓地，坚定地，目标非常明确。半路上，你将手伸进口袋里，发现了一把金钥匙，闪闪发光的、美丽而且显然也是很有用的金钥匙。当你走到门边时，停了一会儿。那扇门的把手在恰好合适的地方,高度也正好适合你。你将金钥匙插入锁孔里,很容易地就打开门。

(10) 走进门,你感到很惊异,同时却又有一种"理所当然"的感觉,因为当你打开门以后,看到了一个房间。你走下台阶,注意到房间的装饰是你最喜欢颜色和木料,灯装在恰到好处的位置,明暗也刚好合适。还放着你最喜爱的音乐。你停下脚步,感到这里被美丽填满,感到周围一切都是那么自然。一切都是你喜欢的。你的眼睛里闪动着对自己的挚爱,为自己是这个世界的一员而感到兴奋和激动。

(11) 现在,在你的目光所及之处看到了一架书。那些书排列整齐,看上去都很吸引人,不过其中的一本特别引起了你的注意。它的装帧是你很喜欢的那种。你走过去,伸出手将那本书从书架上取了下来……直到这时,你才注意到书脊上写着你的名字,用的是你喜欢的那种字体。这让你有点讶异,不过也觉得是理所当然。

(12) 把这本书拿出来翻到第一页……你读到:《我之书》。翻开下一页,它是这样开头的:"从前,一

个孩子降生在……"——某个城市，就是你所在的城市，或家乡。书里接下来描述了一些事件和发生的时间。当你浏览这本书时，发现它是记录你生活的一部编年史，记载了你的奋斗、挣扎、欢乐、胜利、希望和恐惧。你一页页地读下去，发现自己可以很快地翻过一页又一页。

(13) 你翻到了最后一页，是关于今天的那一页。不知道是怎么一回事，这一章的标题是"基于昨日的学习，你从今往后的生活"。当你看到这个标题，你知道过去所有的学习使你准备好在今天学到更多不同的东西。你还知道，当你在记忆或想象中扫描过去的每一天时，也可以抒写从今天开始的这一页。你拿起笔——这支笔的颜色和粗细都正好合适——静静地、细致地写下自己的想法。除了你以外谁也不必读这本书。然后，写下此刻对自己和周围世界的感受。因为这是记忆当中你第一次做这样的事情，所以你只写了一小段，并允诺说以后不管什么时候想回来就会回来。没有要求，只是邀请自己回到这里，在这本装帧精美的书里详细地记录下自己的生活……心中充满了珍爱自己的感觉,对可能性的期盼,以及新的觉察——你想了解一切几乎都是有可能的。

(14) 带着这种舒适、美好、自我珍惜的感觉,你轻轻地合上书,将它放回到书架上……要知道在任何时候你都可以回来打开它。你转过身,停下来听了一会儿你最爱的音乐……缓缓地,但同时又带着激情和活力,你踩在厚厚的地毯上(那花色是你所喜欢的)一直走到门边……你出了门,又到了曾经去过的某个地方,锁上门,将钥匙放在兜里。不知怎的,你知道自己永远也不会丢失这把钥匙。它会始终与你在一起。然后你慢慢回到一个新的当下,这个房间,这个地方,回到聚集在这里的人中间。最后,真切地回到了自己的椅子上。当你感到想这样做的时候,请轻轻睁开眼睛。不论有什么声音,都可以让它发出来。当你的身体愿意的时候,从椅子上站起来并随着即将听到的音乐一起舞动。(放几分钟音乐。)

(冥想在此结束。)

现在让我们一起逐段检视这段冥想，并剖析它的主题和结构。

（1）这段冥想以让参与者舒适地在椅子里坐好并准备开始。萨提亚强调椅子要安全结实，并邀请每位参与者感受椅子给予人身体的支持。椅子代表了生理和心理的安全，这是我们最基本的两种渴望，同时它也提供了冒险的背景。这一觉察开始了一个从外在支持到内在中心的旅程。注意这里的椅子。这段冥想的结尾将以椅子结束，正如它以椅子开始一样。由此，椅子在象征上和实际上都成为这次旅程的架构，标志着这次神奇冥想的开始与结束。

（2）接下来，萨提亚将参与者和椅子与来自地心的宇宙能量相连接，而她是通过邀请人们去感受自己体内的这份能量达成这一点的。她邀请人们去觉察宇宙也通过提供生命得以存在的场景来提供支持，并且这种支持是永远存在，永远可以为人所用的。这将个人与他的中心、他脚踏实地的能力连接起来。

（3）然后，她将已经扎根于地心的个人与来自上天的宇宙能量连接起来。萨提亚认为这种能量与精神、想象、直觉和灵感有关，它也是人们永远都可以接触和利用的。当这两股能量相遇时，就形成第三股能量，此时参与者体验到天与地的结合，正所谓："我是广袤大地与无垠星空的孩子。"

（4）两股能量汇合形成第三种能量，即联结的能量，它使人们得以通过彼此之间的能量连接建立关系。天地能量融合而成的人类联结的能量创造出个体的生命力。由此，个人成为一个能量体——它标志着身、心、灵的合———的中心。当萨提亚引导参与者与这一整合的生命力连接时，邀请他们更深地进入到对生命力的体验中。

（5）如此将个人锚定在能量联合的中心之后，萨提亚邀请他们进入到自身生命力的最深入，并"发现那处以自己的名字命名的宝藏"，即对于联结一切的宇宙生命力的个体呈现。当个人进入到自身的本质时，萨提亚又邀请他去考量自身可以利用的诸多资源以及如何使用这些资源的诸多选择。这样做是为了赋予个人力量去掌控生命能量，从而可以做出适当的选择。这时个人处在高峰位置，在"成长和选择"之巅。弗吉尼亚·萨提亚邀请个人接受已经发生的事实，欣赏其内在的资源，并为新的可能性做好准备。

（6）这一成长与更新的主题在下一段得到了延续。"允许自己学习和成长，尝试新事物"，萨提亚如是说。在此她提醒我们：太多的时候，我们囚禁了自己，而自由其实也是我们可以选择的。她邀请我们放下自设的限制。所有这些，她都是以正向积极的言语表述出来的，其焦点放在快乐和成长、学习和改变上。

（7）萨提亚接着使用了呼吸这一行为来举例说明个人与宇宙之间的联结关系。她认为个人既是宇宙的产物，同时也是宇宙的共同创造者之一；既独立存在，又同时是宇宙中的一部分。

（8）参与者在此受邀与宇宙协同一致、保持和谐，通过回忆过去曾经经历过的某个和谐的时刻再次体验内在的平和。

（9）参与者现在回忆某个曾感受到内在和谐与统一的地点。萨提亚邀请人们调动各种感官，生动地想象当时的事件。她邀请人们去发现一扇门，找到一把自己拥有的金钥匙，并用这把金钥匙打开那扇门。她用带金钥匙的门这个比喻来象征由外在觉察通往内在智慧的入口。

（10）这个人现在进入了一个房间——房间在此象征着内在的智慧与觉察——并得到邀请去为这个智慧之所创造一个理想的环境。个人受邀去接触对自己的爱，并与自己的生命力有亲密的联结。

（11）在这一段中，萨提亚邀请听众在书架上的许多书中找到一本特别的、写有自己名字的书。这本书象征着参与者的独特性，象征着个人独一无二的人生旅程。

（12）这个人被邀请打开这本《我之书》，发现他所有过往的生活事件以及这些事件所造成的情绪影响都历历在目。个人不是陷于这些事件的影响之中，而是能够从欣赏者和观察者的角度来审视它们。

（13）萨提亚引导参与者到达象征今天的那一页，书的其余部分则代表着未来。她引导人们欣赏和感激过去所发生的事件，这些事件为今日做好准备，使得当前的学习和选择有可能发生。当听众与其自身的内在智慧相联结时,萨提亚认为这时此人就有能力觉察和主宰自己从今往后的生活。她播下了一粒种子,使个人从这个内在和谐的位置出发,运用自身的生命能量去珍视自己、爱惜自己,对新的可能性抱有希望,并实现自己的梦想。参与者现在已经准备好了去抒写人生新的篇章,珍惜从过去学到的功课,并创造一个崭新的未来。

(14) 既然已经选择了成长、新的可能性和与生命力的不断联结,这个人现在被邀请准备好自己、回到外在物质和关系的世界。门和钥匙是对开放和关闭、保护和允许进入一个隐秘之地的比喻。个人被提醒:他自己是"守门人",可以决定何时以及如何进入这个领域。当萨提亚引导听众离开房间、穿过房门并将其锁上时,她提醒他们:这一次的所有都是属于他们自己的,任何时候只要愿意就可以回来。她接着邀请他们回来,重新感知工作坊所在的房间、房间里人群、以及更具体的——在开始这趟旅程时个人所坐的那把椅子。

这段冥想是从平凡普通的外在世界到个人神圣的内心

世界的有序移动。萨提亚有意识地引导参与者经历一系列的觉察——从对外在物质（椅子、呼吸等）的觉察到对来自天地的宇宙能量的觉察，再到两股能量在个人内部的整合，最后进入内在更深处个人所独有的生命力或曰本质之处。在这里，萨提亚帮助他们接纳过去的经历，欣赏自身的资源，肯定自己成长和选择的力量，并开始描绘与自身建立一种充满关爱和和谐关系的可能性。在将这一切落实到参与者的潜意识之后，萨提亚又带领他们回到对实际事物的意识上来。

这一想象的历程有它的目的。参与者不会忘却这个历程，尤其是在潜意识的层面。他会保持对自己中心的觉察，以及对自己能够选择成长与和谐的意识。房间的意象可以随时回顾，并帮助个人回到他们自身的本质及智慧平和之地。

这一冥想将工作坊的参与者引导到萨提亚称为"表里一致"的内在存在状态。表里一致是个人的生命力与宇宙生命能量的联结。萨提亚相信：我们都来自于宇宙的生命能量，它将我们所有人联结到一起。在这样的联结中，个人会处于一种和谐的状态，会体验到和平与爱，能够与自身内在的智慧联结。在这种状态下，个人能够带着爱意，尊重和接纳其内在历程，同时也能觉察和接纳他人的体验。他能够同等地感受到自身和他人的价值。

本段冥想描绘和引介了表里一致的状态，从而帮助听众准备好在更大程度上接纳自己。这种存在的状态可以归结如下：

1) 存在，或者说生命，是美好的。
2) 宇宙，尽管多样化，却归于一。
3) 宇宙是一个持续不断流动的存在。它并非静止或僵化的。
4) 我们是宇宙的一部分，无法从中孤立或分离。
5) 与宇宙的和谐一致乃为善，我们应当寻求此种和谐。
6) 尽管宇宙非由我们所造，但我们仍然是宇宙存在中创造性的参与者，或共同缔造者。
7) 我们是有价值的、可爱的、珍贵的。
8) 过去不能束缚我们，我们总是拥有选择和改变的可能。
9) 成长、选择和更新总是真实存在的，并展现出无限的可能性。
10) 好奇和探索是发现新的可能性的途径。

11) 我们一切的内在历程，包括知觉、情感、认知和直觉都是有价值的，可以被培养和发展，并作为我们的资源。
12) 我们有着身、心、灵的微妙能量，并且能展现出宇宙的生命能量。我们不止有生理、物质的层面。

萨提亚的看法与那种认为人类是有罪性的、无价值的观点正好相反。那种观点强调决定论和无权选择，造成了诸多限制、症状、病态和受害者心态的文化。

萨提亚的观点则充满乐观。它强调的是人的价值、联结、和对生命可能性的开放态度。它肯定了自我的价值，鼓励赋予人们权力、选择和动力。

萨提亚将这一积极的范式称为"成长的种子/有机体"模式。它提供了这样一种希望：即使是在痛苦、困难和外在制约中，人们仍有能力选择其内在的应对方式，并以有助于自身表里一致、与最深层的存在相和谐的方式来思考、感受及行动。

人们为了更加表里一致而选择做出的改变可能还需要他人的支持，需要他人帮助这个人放下过去旧有的模式，从而得以做出新的选择，这也就是在心理治疗中所发生的情形。不过,情况并不总是如此,人们常常单凭自身的努力就改变和成长了。萨提亚认为,改变永远是有可能的,即使不可能有外在的改变,内在的变化总可以发生。

这段冥想就是萨提亚用来帮助人们改变的方式之一。改变可以发生在他们全部的能量、整个存在层面上。冥想实际上是萨提亚在工作坊当中所使用的、促进转变过程的第一种干预手段。一旦我们体验到自己最深的存在本质,就有可能做出决定去解决问题,或消除那些阻碍我们体验自己的影响。就此,变化已然发生。

关于斯图尔特·彼德克

斯图尔特·彼德克博士于加拿大温哥华英属哥伦比亚大学获法学博士学位,不久前从加拿大西蒙·费莱舍(Simon Fraser)大学的人类学与社会学系退休。他是一位人类学家,在哲学、心理学和宗教等方面有着广泛的涉猎。他对于弗吉尼亚·萨提亚的著作一直非常感兴趣,尤其是《萨提亚的家庭治疗模式》(The Satir Model: Family Therapy and Beyond)。在他自己的著作中,也融合了萨提亚的一些思想。

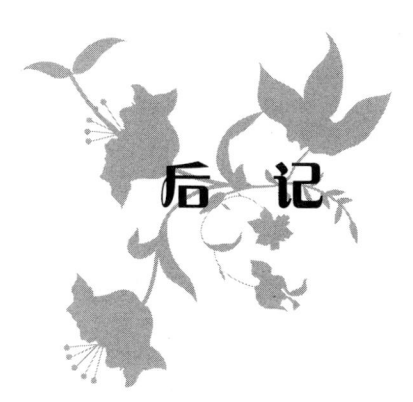

后 记

国庆前夕，我收到玛莉亚·葛莫莉来自加拿大的紧急邮件，临时委托"齐家"在北京第五届世界心理治疗大会的萨提亚工作坊之后，为她老人家组织一场为期4天的"萨提亚家庭重塑工作坊"。怀着对这位年近九十高龄的国际大师的崇敬和对萨提亚的热爱，我临危受命，立即着手工作。当时距开课的时间仅有20天。从宣传招生，到会务组织，齐家全体同仁全力以赴，一切工作忙而有序。

幸运的是，那几天我们正在开办Jerry老师的萨提亚心灵成长工作坊，我虽然无暇跟课，但绝不错过每天早晨课程开始的冥想过程。Jerry老师深沉而富有磁性的声音，和萨提亚冥想那充满关怀的温和话语，让我焕发全身心的正向能量，用从容的心态迎接一天的工作。

最忙碌的日子，也正是《萨提亚冥想》这本书审校出版的档期。阅读冥想，咀嚼其中每一个段落的含义，全然地跟随萨提亚的引领而进入内在，获得的是安定、宁静、和自己在一起、以及无限的内在力量。

《萨提亚冥想》贯穿了萨提亚模式这一心理学派的全部理念和精华，无论对学习体验过萨提亚的朋友，还是尚未感受过萨提亚课程的朋友，经常阅读《萨提亚冥想》，都将是一种心灵滋养，就像我们身体所需的维生素，它带给我们对内在的关爱，帮助我们获得健康的心理与和谐统整的生命境界。

五年多来，在推广萨提亚的或坎坷或兴奋的日子里，我看到很多朋友，在学习萨提亚并获得成长和改变之后的那份喜悦，我为此感到由衷的满足。感谢本书作者贝曼博士为在中国传播萨提亚所做的贡献；感谢钟谷兰老师多年来为萨提亚课程担任翻译工作并全文翻译此书，其中凝聚了对萨提亚的理解与热爱；感谢香港中国萨提亚学院蔡敏莉老师早在2003年最先受邀，将萨提亚模式成功带到中国大陆，并在各地建立萨提亚中心，为大陆萨提亚推广做出的持续不懈的努力；感谢齐家的全体同仁、这支和谐与富有战斗力的团队，在推广萨提亚的过程中帮助了很多人，并继续在萨提亚咨询、培训课程、以及企业、教育等各个领域的应用中，不断拓展和提供支持。

《萨提亚冥想》是一份心灵礼物，这份礼物可以让我们通过与自己内在的联结，发现生活中永恒的财富与力量。萨提亚所倡导的"内在和谐，人际和睦，世界和平"，也是我们共同追求和向往的境界。

魏敏

2008 年 11 月

于北京齐家盛业咨询有限公司

萨提亚（中国）学习与应用发展中心